TOPOGRAPHIE

MÉDICALE

DU CAIRE

PAR

M. F. EUZIÈRE

EX-CHIRURGIEN DE LA MARINE FRANÇAISE, MÉDECIN PRINCIPAL DE PREMIÈRE CLASSE,
MÉDECIN PARTICULIER DE S. A. MÉHÉMET-ALY PACHA,
MÉDECIN EN CHEF DE L'ÉCOLE POLYTECHNIQUE, DU MINISTÈRE DE L'INSTRUCTION PUBLIQUE, ETC., EN ÉGYPTE.

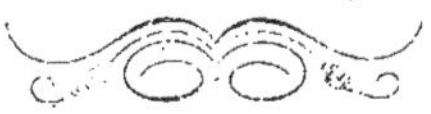

MARSEILLE

TYPOGRAPHIE ET LITHOGRAPHIE ARNAUD ET Ce, CANEBIÈRE, 10.

—

1853

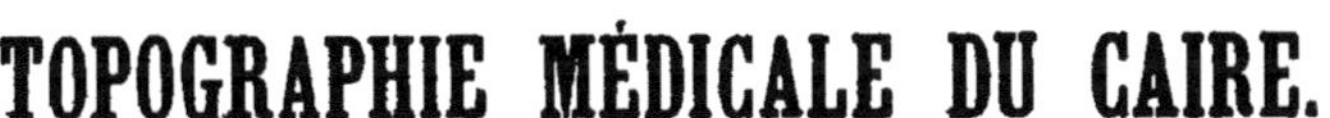

TOPOGRAPHIE MÉDICALE DU CAIRE.

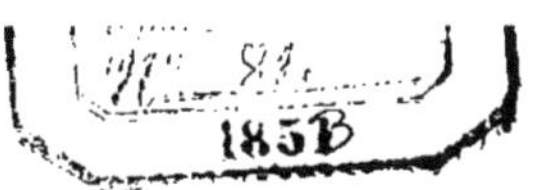

TOPOGRAPHIE

MÉDICALE

DU CAIRE

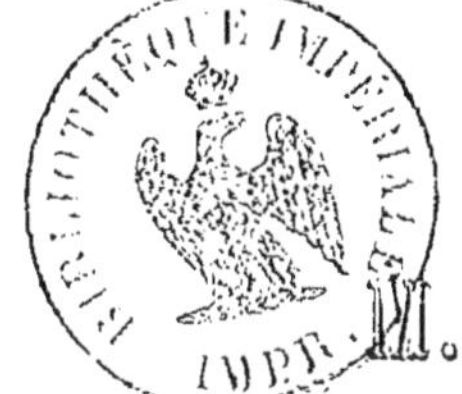

PAR

M. F. EUZIÈRE

EX-CHIRURGIEN DE LA MARINE FRANÇAISE, MÉDECIN PRINCIPAL DE PREMIÈRE CLASSE,
DU MINISTÈRE DE L'INSTRUCTION PUBLIQUE,
ET MÉDECIN EN CHEF DE L'ÉCOLE POLYTECHNIQUE D'ÉGYPTE.

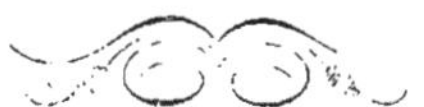

MARSEILLE

TYPOGRAPHIE ET LITHOGRAPHIE ARNAUD ET Cie, CANEBIÈRE, 10.

—

1853

A Mon Epouse Chérie

Gage d'Estime et de Dévoûment.

PRÉFACE.

Le voyageur placé sur l'esplanade de la Citadelle, située au Sud-Est de la ville des Califes, sur le dernier mamelon du Mokattan, embrasse d'un coup-d'œil la capitale et ses environs. De là, s'offrent au regard des masses profondes d'habitations, dont la plupart, avec leur sombre physionomie du moyen-âge, se confondent dans l'éloignement; quelques-unes cependant se distinguent par une couleur et un style qui les font facilement reconnaître pour des constructions modernes. Des places nombreuses forment, avec les jardins qui entourent les palais, autant de petites îles au milieu de cet Océan, et un nombre infini de minarets s'élancent de tous côtés dans une atmosphère pure et sans nuages. Au-delà de cette création de l'homme, le domaine de la nature étale ses contrastes du côté de l'Ouest. Un ruban de verdure éternelle s'élargit et se rétrécit tour-à-tour, renfermant le fleuve majestueux; et tout près de cette scène de vitalité perpétuelle, les collines blanches et arides du désert se dessinent sur l'horizon avec les plus anciens monuments du monde, les imposantes Pyramides. Un sentiment mêlé d'étonnement, d'admiration et d'une douce mélancolie s'empare de l'âme de l'observateur; l'espace et le temps se confondent dans son imagination, et son esprit s'élève un moment à la contemplation de l'infini.

Mais l'artiste paisible qui traverse les principales rues de la ville pendant le jour, lorsqu'une foule nombreuse se mêle et se sépare sans cesse, reçoit des impressions bien différentes. En rencontrant à la fois, dans un espace très limité, des individus de presque toutes les races de l'Afrique et de l'Asie, avec leur langage, leur teint, leurs costumes différents, tels que l'humble paysan auprès du magistrat hautain, le mendiant à peine couvert de haillons à côté du négociant paré des étoffes de l'Inde, le Juif actif, le Copte au regard fourbe, et l Osmanli environné du luxe oriental; tout cela se croisant, s'arrêtant, et refoulé souvent par les chameaux et les chariots, on croirait assister à une scène du jugement dernier, et une sorte d'anxiété s'empare infailliblement du spectateur.

Le médecin observateur, enfin, qui pénètre dans l'intérieur des palais avec autant de liberté que dans les cabanes, est frappé de l'infinité de maux qui atteignent une population aussi nombreuse que variée. Les maladies de toutes les parties du globe, sans même en excepter la fièvre jaune, s'offrent, l'une après l'autre, à l'œil scrutateur; et l'idée que la boîte de Pandore s'est vidée dans cet ancien emporium des richesses, n'est ni neuve ni exagérée.

Le but exclusif de ce petit travail est de présenter à nos confrères l'aperçu des maladies qui règnent comme permanentes ou passagères dans la capitale de l'Égypte, en ayant égard à l'étiologie et aux modifications que les maladies offrent dans les différentes races. Une expérience de seize années dans les hôpitaux aussi bien que dans la ville, nous en a fourni les données. Quoique les Médecins de l'Expédition Française, tous doués au plus haut degré de l'activité et du génie de l'époque, aient éclairé l'Europe, dès le commencement de ce siècle, sur la pathogénie de l'Égypte, la courte durée de leur séjour dans le pays, et la nécessité de se borner presque exclusivement à l'observation des maladies qui affligeaient l'armée, ne leur ont pas permis de toucher à certaines questions de la plus haute importance.

Exempt d'ailleurs de toutes prétentions littéraires, l'auteur de cet ouvrage ne s'est proposé d'autre but que de jeter un nouveau jour sur des questions qui intéressent à tant de titres l'humanité; en offrant ce résumé d'observations consciencieuses, fruit d'une pratique exacte et sévère, il n'a voulu que fournir le faible tribut de ses lumières à la science, la plus excellente de toutes, celle qui soulage les maux de notre espèce dans les diverses régions du globe. En circonscrivant le champ de ses observations sur un point de l'Afrique appelé incessamment à d'autres destinées par le mouvement général de la civilisation, il ose croire que ses veilles ne seront pas perdues.

Heureux, si son modeste travail justifie aux yeux des gens de bonne foi, les intentions philanthropiques qui l'ont inspiré !

Le Caire, le 29 mai 1853.

TOPOGRAPHIE

MÉDICALE

DU CAIRE.

PREMIÈRE SECTION.

PHÉNOMÉNOLOGIE GÉNÉRALE.

PREMIÈRE PARTIE.

POSITION ET TERRAIN DE LA VILLE. — DISTRIBUTION DE L'INTÉRIEUR. CONSTRUCTION DES MAISONS.

Le Caire est situé sous le 30° 2' 4'' de latitude N. et sous le 28° 58' 30'' de longitude E. du méridien de Paris, à 5 1/2 lieues de la pointe actuelle du Delta et à l'Ouest de la dernière ramification du Mokattam; son élévation moyenne au-dessus du niveau de la Méditerranée est de 40 pieds de Paris environ, et sa plus grande proximité du Nil de 2,400 toises. Cette ville est donc située dans la plaine formée par les alluvions du fleuve, et elle n'est que légèrement accidentée dans son angle du Sud-Est, en partant du quartier d'Abdyn et en se dirigeant vers la Citadelle. Là, les maisons s'élèvent en pente douce et reposent sur la pierre calcaire tertiaire de la montagne, qui est couronnée par le Château, dont la terrasse s'élève à peine à 300 pieds. La forme de la ville est celle d'un rectangle, avec quelques prolongements aux angles du Sud et au milieu de la façade tournée vers le Nord et vers l'Est; son étendue est de trois milles anglais en longueur et d'un mille et demi en largeur ; elle a plus d'extension, avec moins de population, moins de places publiques, et des rues plus étroites, que les villes d'Europe. Un canal, appelé le Khalig, la sépare en deux parties presque égales; sa prise d'eau est au-delà de l'angle Sud-Est de la ville, vis-à-vis de l'île de Roda, où il forme d'abord quelques sinuosités du Sud-Est au Nord-Ouest, entre des collines de décombres, jusqu'à ce qu'il atteigne le quartier de Sitti-Zeinab, où il entre dans l'intérieur de la ville, en la parcourant presque directement du Sud au Nord ; il la quitte pour serpenter entre les jardins, et se jette ensuite dans l'ancien canal de Ménégheh, en sillonnant la plaine au nord de la porte de Daher, près de la lisière du désert ; sa largeur est de 15 à 30 pieds, et ses eaux ne s'élèvent pas au-delà de 10 à 12 pieds. C'est au milieu de la crue du Nil, ordinairement dans le courant du mois d'août, que l'on ouvre la digue qui barre le Khalig à son origine ; alors il approvisionne d'eau la ville et sert à remplir les réservoirs appelés Sahrig. Les jardins et les lacs de l'intérieur de la ville le mettent aussi à contribution. Ses eaux baissent avec celles du fleuve, de manière que vers le mois de décembre il ne reste plus que des flaques d'eau croupissante, formant de petits marais dans toute l'étendue de ce canal, qui ne se dessèche entièrement qu'après l'équinoxe du printemps. Le Khalig est bordé partout de maisons, dont il mine souvent les fondements; il en reçoit les égoûts. Des ponts nombreux mettent en communication les deux bords, et quand le canal est à sec, son lit sert aussi de route dans certaines localités. Aujourd'hui, il n'existe plus d'autre lac dans l'intérieur de la ville que celui de l'Éléphant (Birket-el-

Fil), et à l'intérieur, au nord, le Birket-Errotl. Un puits contenant une eau plus ou moins salée se trouve dans presque toutes les maisons.

Le Caire est une ville du moyen-âge qui doit sa naissance aux Califes. Ce fut d'abord Fostat, actuellement connu sous le nom de Vieux-Caire, qui fut construit par les Arabes la vingtième année de l'hégire (641 ère chrétienne). Son fondateur était Amr-ebn-el-As, qui lui donna le nom de Massr. Après la chute des Ommeyades, on bâtit la ville de El-Asker, l'an 133 de l'hégire (750), et plus tard El-Kathâ où se trouve la citadelle actuelle. Ce fut la résidence du fameux sultan Touloun, dont la mosquée existe encore avec le quartier du même nom. Cette ville fut pillée après la chute de la dynastie de Touloun et détruite par le feu, l'an 292. Outre les deux bourgs mentionnés, il en existait un autre, El-Maks, même avant l'invasion des Arabes; il se trouve renfermé dans les murs de la capitale et il en forme encore actuellement la pointe Nord-Ouest vis-à-vis de Boulac. Le Caire, proprement dit, ne fut fondé par Gauher, général sous le règne de El-Moëzz, que l'an 358 de l'hégire (969), et il fut agrandi pendant les années 1087 et 1176, quand Sélahh-Eddin éleva la citadelle.

A l'époque de la fondation de Fostat, le Nil coulait auprès du Kassr-es-Schamâ (emplacement de l'ancienne Babylone), de la mosquée de Amr, de El-Asker, des jardins de Zahrée, de Bab-el-Louque, de Mahs, de Ara et Tabala, et des jardins El-Bât jusqu'à Myniet-es-Siregh, ainsi à l'Ouest de la ville naissante. Le port du Caire était alors El-Maks, et le quartier tout entier de El-Louque se trouvait encore sous l'eau. Déjà, pendant l'année 336 de l'hégire, le canal de Fostat, qui forme, avec la branche de Ghiseh, l'île de Roda, se dessécha, et l'on fut obligé de puiser l'eau entre l'île et Ghiseh. On déblaya alors le canal avec beaucoup de peine, et encore, pendant l'année 628 de l'hégire, on fut obligé de recourir à des efforts considérables pour y maintenir les eaux, à cause de la tendance du fleuve à se jeter vers l'ouest. Son lit était plus large alors, et ce n'est que depuis le sixième et septième siècle de l'hégire qu'il fut rétréci par les sables ; depuis le huitième siècle, son cours auprès de Fostat est devenu constant.

Les oscillations du fleuve ont produit des alluvions qui eurent pour résultat des langues de terre et des îles entre le Kassr-el-Aïn et Boulac, îles qui, plus tard, se sont entièrement réunies à la terre. C'est de cette manière que Boulac, actuellement le port principal du Caire, prit naissance. D'abord une île sortit du fleuve tout près de Kasr-el-Aïn : on l'appela l'île de l'Éléphant, d'après le nom d'une barque qui y avait échoué, et cette île se réunit à la terre vers l'an 570 de l'hégire. Peu à peu une autre île se forma plus au Nord, et on l'appela île de Boulac dès l'an 713 de l'hégire ; plus tard, on y construisit des maisons, et quand l'île se joignit à la terre, l'an 806, la ville de Boulac prit un accroissement considérable. A l'exception de l'île de Roda, toutes les autres, dans le voisinage du Caire, sont de formation récente.

On voit par cet abrégé historique sur la formation du terrain et sur la naissance de la ville, que celle-là ne date que de quatre siècles pour une grande partie de la capitale et de ses faubourgs, surtout à l'Ouest, et que celle-ci a suivi une marche continue et successive du Sud au Nord et de l'Est à l'Ouest. Encore aujourd'hui, l'agrandissement de la capitale suit les mêmes directions, circonstances que l'on serait tenté d'attribuer à l'instinct naturel qui, dans ces contrées, pousse l'homme à rechercher le vent du Nord, s'il n'y avait pas un motif plus simple : c'est que tous les autres côtés sont occupés ou par des collines de décombres, ou par des cimetières, Au fur et à mesure que les quartiers du Sud et de l'Est se dépeuplent et se ruinent, les quartiers du Nord et de l'Ouest prennent de l'étendue, et des palais avec des maisons de campagne nombreuses, qui se sont établies entre l'origine du

Khalig et Boulac, et de là jusqu'à Choubra, servent d'habitation à une partie de la population pendant toute l'année. A l'époque de l'expédition française, la ville avait 24,000 mètres de circuit et offrait une surface de 2,586 arpents. Quoique l'enceinte soit presque la même aujourd'hui, il est évident que le Caire a augmenté d'étendue par les maisons de campagne des environs ; mais on ne peut pas disconvenir qu'il n'ait aussi perdu considérablement dans l'intérieur, où des quartiers entiers se trouvent presque abandonnés et en ruine. Les murailles, d'ancienne date, à l'Est et au Nord, sont assez hautes et construites en pierre calcaire ; elles deviennent insignifiantes du côté de l'Ouest et du Sud, où elles ne diffèrent des simples enceintes des jardins ni par la hauteur ni par les matériaux. Les portes sont très nombreuses, et la ville, qui consistait d'abord en un seul petit bourg, ayant pris de l'accroissement dans tous les sens, il en résulte qu'on trouve des portes tant dans l'intérieur qu'à l'extérieur ; on en compte au-delà de soixante, dont trois antiques : Bab-en-Nasrr et Bab-el-Futubh vers le Nord, et, au Sud de l'ancienne ville, actuellement dans son intérieur, Bab-es-Zoneylé ; les portes principales qui conduisent hors de la ville sont : au Sud, celles de Sitti-Zeinab, de Es-Seyïd, de Touloun, de Karafa ; à l'Est, Bab-el-Rhourah ; vers le Nord, outre les deux ci-dessus mentionnées, Bab-el-Hassangé, Bab-el-Card et Bab-el-Hadid, et à l'Ouest, Bab-el-Louque et Bab-en-Nassryé.

L'intérieur de la ville se distingue par un nombre considérable de jardins attachés à presque tous les palais et même à bien des maisons particulières. Les places publiques sont peu nombreuses pour l'étendue de la capitale : il y en a cependant qui sont assez vastes, telles que la place de Roumélyé avec le Carameydan, au pied de la citadelle, et celle de l'Esbégyeh, à l'angle Nord-Ouest. Les rues qui traversent le Caire sont loin d'être droites et régulières. Il y en a trois qui parcourent la ville dans toute sa longueur ; celle du milieu est la plus longue : elle conduit de Sitti-Zeinab à Bab el-Hassanyé : à droite de celle-ci s'en trouve une autre qui part de l'Ouest de la mosquée de Touloun, d'où elle se dirige vers celle de El-Moyed, elle finit au Nord près de la mosquée de El-Haleem; la troisième vient du Nord-Ouest de Cantharet-es-Saba et aboutit à Bab-é-Charyé. La plupart des rues transversales se dirigent vers la citadelle : une autre conduit de l'Esbékié à Kaïdbey. On donne le nom de Charay's aux rues principales. Des traverses nombreuses, appelées sekket ou darb, y aboutissent et vont se perdre dans des ruelles et des impasses innombrables que l'on appelle arfet. Les rues ne sont point pavées ; leur largeur est de 4 à 40 pieds. Les impasses n'ont souvent pas de porte à leur entrée ; les darbs en ont deux, tandis que les quartiers n'en ont souvent qu'une seule. Ces quartiers (harat) forment la division principale de la ville et maintiennent une certaine séparation entre les habitants des différentes religions Nous croyons nécessaire de jeter un coup-d'œil rapide sur les quartiers qui ont été fréquentés de préférence par les médecins et dont on connaît en conséquence plus exactement l'état hygiénique.

La citadelle jouit, par son élévation, d'un air plus pur et est bien plus exposée au soleil que les quartiers de la ville ; son sol étant le roc même, elle est à l'abri de l'infiltration. Bien que toutes ces conditions semblent indiquer une salubrité éminente, la citadelle n'est pas exempte des influences épidémiques ; la peste s'y développe comme dans la ville, et nous y avons vu naître, parmi les troupes, le typhus le plus désastreux pendant les années 1837 et 1838. Comme c'est le siége principal du gouvernement, les habitants appartiennent surtout à la classe des employés militaires et civils. Elle renferme des garnisons plus ou moins fortes, et c'est le bas peuple qui fournit les domestiques.

Les quartiers de Roumelyé, de Touloun et de Morharba, qui sont au pied de la citadelle, sont aussi construits en partie sur un sol rocailleux ; mais ils ont une exposition moins favorable en ce sens qu'ils sont privés du soleil levant. Tous ces quartiers ont cependant une position tant soit peu élevée, et par cela même plus sèche ; mais leur situation vers le Sud et le voisinage de la montagne les exposent aux vents du Midi, soufflant des cimetières de l'Iman-Chafay, et aux reflets des rayons du soleil : aussi, les maisons y sont-elles ordinairement plus hautes, mais actuellement elles se trouvent peu habitées.

Les quartiers de Birket-el-Fil, du Hanafy, de Bab-el-Kary et d'Émir-Hussein, se distinguent par la quantité des jardins qui en font l'ornement, par la fraîcheur qui en résulte et par l'accès libre de l'air, dû à la séparation des maisons situées autour des jardins ; mais l'humidité, suite nécessaire de l'irrigation, en rend les habitants plus sujets aux fluxions et aux fièvres intermittentes. Tous ces quartiers sont occupés presque exclusivement par les Musulmans, à l'exception d'un petit quartier attenant à celui de Bab-el-Khary et portant le nom de Hart-es-Sakayin. Il regarde les plantations d'Ibrahim-Pacha, et il est en grande partie occupé par des Coptes. Les maisons et les rues de ce quartier sont en général trop étroites pour pouvoir être considérées comme saines, à l'exception de celles qui avoisinent les jardins.

Les Grecs occupent deux quartiers, dont le premier, portant leur mon, est situé à l'Est du grand bazar Es-Soukarié et de la mosquée de El-Moyed. C'est une des parties de la ville les plus malsaines, à cause de sa situation basse et de ses rues étroites. A peine deux hommes peuvent-ils y marcher de front. Les grilles des fenêtres se touchent d'une maison à l'autre, et le soleil est un hôte inconnu dans ces ruelles resserrées. En suivant le même bazar, vers le Nord, on arrive au Rouryé, et en longeant le Khankhalil et le Moristan, on parvient, avant d'atteindre la mosquée de El-Hakem, à l'autre quartier occupé par les Grecs, et portant le nom de Giovannia. Ce quartier n'est élevé qu'en apparence ; il est environné de cimetières au nord et à l'est, et la plupart de ses rues ressemblent à celles du quartier grec. De vastes okels y sont occupés par des colonies de tailleurs, et c'est dans ces deux quartiers que les cachexies, le typhus, les fièvres malignes, la dyssenterie et la peste font toujours le plus de ravages.

Outre les quartiers Grecs, il y en a deux autres qui se font remarquer encore davantage par leur insalubrité : le quartier Juif et le Hart-es-Zoueylé. Le premier est situé à l'Est du Khalig, entre la grande route qui conduit vers Bab-é-Charié et celle qui aboutit à la mosquée de El-Hakem ; il est remarquable par une quantité prodigieuse de maisons qui paraissent entassées les unes sur les autres, et qui sont séparées par nombre de ruelles si étroites qu'un individu peut à peine y passer. Rien n'est plus surprenant et plus rebutant pour le voyageur nouvellement arrivé au Caire que de traverser ce quartier, où l'on n'entre qu'en se baissant et où l'on ne marche sur un sol raboteux qu'en rampant, pour ainsi dire, et en se heurtant continuellement contre les masures, sans compter la malpropreté ! Le Hart-es-Zoueylé est contigu au quartier Juif vers le Nord, et il offre la même disposition malheureuse de ses rues et de ses maisons qui sont habitées par des chrétiens Coptes et Arméniens.

Le quartier Franc (El-Mousky) ne consistait autrefois qu'en un groupe très limité de maisons, entre le jardin du Mouhdi à l'Ouest et le Cantharet-el-Mousky, offrant seulement quatre demeures passables, tandis que les autres étaient malsaines à cause de la proximité du canal, de l'enfoncement du terrain sur lequel ces maisons sont placées et de la stagnation de l'air qui en résulte. Maintenant, les Européens occupent non seulement presque toutes les maisons du Bazar traversé par le pont ; mais ils se sont étendus aussi vers le Cantharet-el-Hussein et le Charauy, où ils ont des maisons à côté des Arméniens, des Grecs et des Juifs. Les habitations du Dard-el-Barabra jusqu'à Cantharet-el-Ghedida sont également occupées presque exclusivement par des Chrétiens européens et autres. De sorte qu'on peut dire que l'espace compris entre l'angle sud-est de l'Esbékyeh, le jardin Rossetti qui lui est contigu, le jardin de Mouhdi et Cantharet-el-Ghédida, est occupé de préférence par les Européens. Quelques-uns se sont établis sur la place de l'Esbékyeh. Toutes ces localités ne sont pas particulièrement favorisées quant à la salubrité : partout des rues plus ou moins étroites, défaut de ventilation et quelquefois de soleil, et de plus le voisinage du Khalig.

Le quartier Syrien, connu sous le nom de Dreb-el-Ghénina avec le Drab-el-Moustapha, se trouve au Sud-Ouest des rues que nous avons désignées comme quartier franc, et il n'est en rien supérieur à celui-ci. Il est occupé par les Chrétiens d'origine syrienne, connus sous le nom de Levantins, et par quelques familles Coptes. Une grande partie en est encombrée par des ruines, suite de l'incendie de l'année 1837.

Au Nord-Ouest de cette partie, la place de l'Esbékyeh forme un amphithéâtre magnifique. C'était jadis un lac pendant une moitié de l'année et un marais ou désert durant l'autre; elle est maintenant un champ fleuri. Le demi-cercle des palais qui forme une courbe légère au Sud de la place et qui regarde en conséquence vers le Nord, offre un séjour sain et agréable ; mais la ligne droite des maisons qui borde la grande route du côté opposé, a, outre une exposition peu convenable, un cimetière à sa base ; elle se trouve exposée aux vents brûlants et à la poussière, et reçoit, de ses murs blanchis à la chaux, une réverbération de lumière fatale à la vue ; aussi, c'est de ce côté que la peste de l'année 1841 fit ses ravages ; peu de maisons en restèrent exemptes, tandis que le petit quartier Cantharet-el Deka (qui se trouve à l'angle Nord-Ouest dans une position opposée, c'est-à-dire regardant le Nord et les champs, fut épargné par le fléau, et cependant c'est la même population, la même manière de vivre, et les communications entre les deux quartiers étaient très fréquentes à cause de la parenté qui lie les habitants de ces deux quartiers. Ce sont des Syriens et des Coptes avec quelques Européens.

Derrière cette partie de l'Esbékyeh se trouve le grand quartier copte traversé de l'Est à l'Ouest par une route principale et coupé par des traverses et des impasses nombreuses. Ce quartier, quoique contenant quelques maisons assez spacieuses et même quelques petits jardins, est trop resserré dans son intérieur pour offrir les conditions nécessaires à une respiration libre et parfaite.

Toutes les autres parties de la ville sont plus ou moins occupées par la population musulmane ; cependant il y a peu de quartier ou l'on ne trouve quelque famille chrétienne établie paisiblement au milieu des sectateurs du Koran.

Le côté Nord de la ville se trouve barré à son angle Est par les collines de décombres et les cimetières dont nous avons déjà fait mention en parlant du quartier Giovannia. Le reste de ce côté, en le suivant de Bab-el-Futuhh jusqu'à Bab-el-Hadid, offre un aspect riant et une exposition que nous considérons comme très salubre. Les vents du Nord y ont un libre accès, et l'air du désert se mêle avec le souffle embaumé des champs et des jardins. C'est pour cela que le quartier de Bab-é-Charyé est fréquemment occupé par des malades et des convalescents qui y trouvent une amélioration dans l'état de leur santé. La population se compose, de ce côté-là, d'individus de toutes les races et de toutes les religions.

En partant de l'angle Nord-Est de la ville et suivant la lisière du désert, on rencontre encore, de Koubbé jusqu'à Matéryé, quelques palais et quelques jardins qui offrent le séjour le plus salubre qu'il soit possible de trouver aux environs de la capitale.

L'angle Nord-Ouest conduit à Choubra, qui est à une lieue

de la ville et où il y a un jardin célèbre par le luxe de sa végétation et orné d'un palais du Vice-Roi; cette route est ombragée par une allée superbe de mimosas et de sycomores, et une série de palais et de maisons de campagne s'étend de chaque côté de la route. Les environs de Choubra sont cependant plus exposés que bien d'autres localités aux fièvres intermittentes dans les hautes crues du Nil.

L'Ouest de la ville, autrefois encombré de monticules de sables et de ruines, se trouve changé actuellement en jardins et en palais le long de la route du vieux Caire jusqu'à Boulac. Ces deux villes peuvent être considérées comme les ports du Caire. Leur situation sur le bord du fleuve les rend plus gaies que la capitale, et elles sont le séjour favori des habitants de la classe moyenne pendant les époques de la chaleur. Quoique la différence ne soit pas aussi considérable que sur le bord du désert, le séjour dans ces deux villes nous a cependant toujours paru offrir quelque avantage pour les malades et les convalescents.

Le couvent de Saint-Georges surtout, à l'extrémité Sud-Est du Vieux-Caire, est régulièrement fréquenté par les Chrétiens malades à cause de son élévation et de l'air sec dont il jouit. Les croyants lui attribuent, en outre, des influences miraculeuses sur certains états maladifs et particulièrement sur l'aliénation mentale.

L'île de Roda est un séjour délicieux pendant la plus grande partie de l'année, excepté à l'époque de l'inondation, et surtout pendant les hautes crues du fleuve, car nous avons observé alors dans ce petit paradis terrestre beaucoup de fièvres et d'engorgements glandulaires.

Le Sud de la capitale est presque entièrement occupé par des monticules de décombres, dont quelques-unes ont une élévation considérable.

A l'angle Sud-Est, dans les sables du désert, se trouve, à peu de distance de la *ville moderne des Tombeaux*, Imam-Chafay, et la nécropolis du moyen-âge est au Nord de la citadelle ; on la connaît sous le nom de *Tombeaux des Califes*, et on l'appelle aussi Kaïdbey du nom du mausolée le plus éminent. Des cimetières nombreux se rencontrent partout dans l'intérieur de la ville, surtout à l'Ouest, dans les parties les plus modernes; mais, grâce à la prévoyance du gouvernement, on ne s'en sert plus depuis la dernière grande épidémie pestilentielle.

Il nous reste maintenant à dire quelques mots sur la construction et l'intérieur des maisons, abstraction faite des cabanes des pauvres, en petit nombre dans l'intérieur de la ville et attachées à ses murailles. Il y a deux sortes de style dans la construction des maisons habitées par les gens aisés. De la hutte formée d'un peu de boue servant à réunir des pierres informes ou de briques noirâtres, et qui n'est couverte que d'un morceau de natte et percée seulement d'un trou par où les habitants entrent en rampant, au palais somptueux de marbre, il y a la même distance que de l'humble tombeau d'un particulier occupant six pieds carrés au mausolée splendide d'un sultan mamelouck. Le vrai style arabe est peu à peu supplanté par un style moderne peu convenable pour le pays. Celui-là ne vise qu'à la commodité dans tous ses détails, sans avoir égard à la régularité, tandis que le style bysantin, par les lignes droites de ses façades et la quantité de fenêtres, admet un trop grand volume de lumière et garantit moins de la violence des vents.

En commençant notre examen de l'intérieur des maisons par les basses-cours, nous les trouvons plus ou moins spacieuses et régulières, pavées ou non, selon la fortune des habitants. Dans les quartiers étroits, ces basses-cours sont peu aérées ; leur terrain nu se trouve toujours humecté par l'infiltration, et une odeur infecte, ammoniacale, hydrosulfureuse, etc., frappe les sens en y entrant. Un rez-de-chaussée, plus ou moins grand, mais toujours à l'abri du soleil et formant une espèce de salon, se trouve dans toutes les cours qui appartiennent à des maisons un peu vastes. Ces mandaras offrent un abri dans les grandes chaleurs.

La plupart des maisons du quartier Juif n'ont pas de basse-cour. Le rez-de-chaussée, formant un grand carré, en est la pièce principale. Il est toujours sans toit, circonstance qui semble contrebalancer jusqu'à un certain point les autres inconvénients inhérents à la construction de ce quartier. Des escaliers, plus ou moins étroits et tortueux, conduisent aux étages supérieurs, qui ne sont pas régulièrement distribués. De cette manière, le nombre d'étages devient incertain dans les maisons d'ancienne construction ; car les chambres et les cellules ne se trouvent pas sur le même plan. La plupart de ces maisons manquent de vitres, ou elles n'en ont que dans quelques appartements en verre ordinaire ou colorié. Les fenêtres font souvent saillie, et elles sont alors fermées par des grillages en bois ou par de simples jalousies. Un ventilateur (malgaf), toujours ouvert au Nord, amène l'air dans les corridors ou du moins dans certains appartements. Les lieux d'aisance, ainsi que la cuisine et les cellules des esclaves, sont toujours, dans les grandes maisons, reléguées plus ou moins vers le Sud.

Les matériaux dont on construit les maisons sont des briques plus ou moins cuites. Les maisons d'une certaine étendue ont des fondements en pierre calcaire tirée du Mokattam. Leur intérieur est blanchi à la chaux ; mais souvent cet enduit manque ou n'est pas suffisamment renouvelé. Des effervescences de nitre, de plâtre et de soude se forment sans cesse, non seulement sur la terre des cours et de quelques rues, mais partout dans l'intérieur des maisons, à la surface des murs, ce qui fait souvent tomber les enduits de chaux sur une étendue considérable. De même que dans l'établissement des rues, on a cherché dans l'intérieur des maisons à s'abriter contre la chaleur trop souvent aux dépens de la ventilation et de l'insolation ; aussi souffre-t-on du froid en hiver.

La position basse de la ville qui la prive du soleil levant, son terrain d'une formation tout-à-fait récente, l'infiltration perpétuelle au-dessous et les compositions et décompositions chimiques au-dessus du sol, enfin le manque d'air et de soleil dans bien de rues et de maisons, doivent exercer une influence puissante sur l'organisation de l'homme et des animaux. Outre la diminution d'oxigène, résultant d'une plus grande raréfaction de l'air, des gaz irrespirables se mêlent continuellement à l'air par les causes chimiques mentionnées, et la fonction principale de l'organisme, la respiration, ne recevant pas du dehors le tribut essentiel à son intégrité, la sanguification en souffre et la nutrition se déprave.

CHAPITRE DEUXIÈME.

—

CLIMAT.

Le Caire étant situé entre la Haute et la Basse-Égypte, participe, quant à son climat, plutôt des régions méridionales que du Delta, comme on le verra ensuite.

Des observations sur la température ont été faites déjà à la fin du siècle passé par M. Nieburh et M. Coutelle. D'autres ont été présentées par des voyageurs modernes et par les Européens établis dans cette capitale; mais nous devons remarquer que les observations faites par des hommes qui ne font que passer, quel que puisse être leur mérite, embrassent ordinairement un espace de temps trop court pour pouvoir en recueillir des résultats satisfaisants. Il n'y a que M. Ruppel et Russegger qui, par leurs observations, et le dernier surtout par ses calculs, aient ajouté quelques données de valeur aux travaux de leurs prédécesseurs. Les personnes établies au Caire prouvent malheureusement presque toutes, par leur manière d'observer, qu'elles n'ont pas une idée claire de ce qu'il faut pour donner une valeur scientifique à de pareilles observations. Elles ne composent le plus souvent que des listes indiquant la température à des heures fixes, il est vrai, mais mal choisies pour en déduire les lois sur la distribution de la chaleur*. Quoi qu'il en soit, nous avons tâché d'insérer ici les résultats tels qu'ils peuvent être tirés des travaux existants, espérant qu'un avenir prochain amènera tous les observateurs à la vraie méthode de cultiver la science de la météorologie.

Selon les observations de M. Nieburh, continuées depuis le mois de novembre 1761 jusqu'en août 1762, on a calculé la chaleur pour

	LA TEMPÉRATURE MOYENNE ARITHMÉTIQUE EN GÉNÉRAL.	LA MOYENNE des MAXIMA.	LA MOYENNE des MINIMA.
Novembre	15,30° R.	17,37° R.	14,03° R.
Décembre	11,86	15,28	9,86
Janvier	10,71	13,86	8,62
Février	11,46	15,1	9,02
Mars	15,37	19,42	12,58
Avril	16,84	21,07	14,28
Mai	20,40	22,27	18,62
Juin	21,27	26,33	19,06
Juillet	33,69	28,22	20,58
Août	24,62	28,45	21,68
Moyennes	17,25° R.	20,75° R.	14,19° R.

Les observations faites au Caire pendant l'expédition, depuis 1799-1801, ont donné pour la température moyenne de l'année 17,7° R., et la température de l'eau, dans le puits de Joseph, à une profondeur de 278' 8'', fut reconnue de 17° 8' R. **. D'après les observations de M. Destouches, il résulterait que 17° 9' sont la température moyenne; et, selon M. Verdot *(Miscellanea Ægyptiaca)*, elle serait encore un peu plus élevée. Ainsi, toutes les observations prouvent

* Nous regrettons de ne pas avoir pu profiter des observations de M. Perron, qui comprennent les années 1843-44.

** Nous n'avons trouvé que 16° R. au mois de mai, aux trois quarts de sa profondeur.

que la température moyenne du Caire court, depuis le siècle passé, entre 17° 2' et 17° 9' R. — La ligne isotherme de la capitale de l'Égypte se trouve, sous ce rapport, entre Alger et Santa-Cruz, et entre Florida et Canton. C'est le mois de janvier qui est le plus froid, avec une moyenne de 10° 17' R. selon Nieburh; la température du mois d'avril s'approche le plus de la température moyenne de l'année, et le mois d'août est le plus chaud; ce que les observations ultérieures viennent de confirmer.

Rarement le thermomètre de R. descend en ville au-dessous de 7° en hiver, et en été il ne monte que rarement jusqu'à 32°; mais il s'entend que ces extrêmes n'indiquent qu'un état passager. Sur la lisière du désert, on voit souvent la température baisser jusqu'à 3° R. en hiver. Les oscillations journalières sont au Caire déjà bien plus considérables que sur le bord de la mer. Nous y avons observé de 5° à 20° de différence entre les extrêmes du jour et de la nuit. Le moment de la plus grande fraîcheur précède le lever du soleil d'une dizaine de minutes, et celui de la plus grande chaleur tombe entre 2 ou 3 heures après midi. La température de l'eau du Nil, avant le lever du soleil, est, ou égale à celle de l'atmosphère, ou plus élevée d'un degré; à 2 heures après midi elle est de 4° à 7°, et au coucher du soleil de 4° à 6° plus basse que la température de l'air. L'eau des citernes, à la profondeur de 2 mètres au-dessous du sol, nous a montré 16° 8' R.

La position de l'Égypte, par rapport à l'écliptique, explique la courte durée de l'aurore et du crépuscule, et la direction peu oblique des rayons du soleil sur les objets dans la plus grande partie de l'année. Au Caire, la plus longue journée est de 14 heures, et la plus courte de 10.

L'examen des observations faites sur la pression atmosphérique a fourni les résultats suivants :

M. Coutelle trouva comme élévation moyenne de la colonne

barométrique, pendant onze mois, 336,02''' Les observations de M. Destouches, pendant six années, ont donné pour moyenne approximative 760 mm. M. Gaëtani observa le baromètre pendant les six mois de l'épidémie, et trouva un résultat analogue. Si les 39 observations faites par M. Russegger donnent pour résultat 28,212 p. p. = 338,5''' = 762,48 mm., nous devons attribuer la différence à la saison d'hiver pendant laquelle l'observateur allemand se trouva sur le lieu. La différence des maxima journaliers, selon lui, est de 0,11, et des minima 0,05. Les extrêmes des fluctuations ont lieu, pour les maxima, entre 9 et 10 heures du matin et du soir, et pour les minima entre 4 et 5 heures du soir et 3 et 4 heures du matin, état qui s'approche déjà beaucoup de la régularité chronométrique avec laquelle la colonne du mercure oscille entre les tropiques.

Une harmonie remarquable ressort des observations de M. Russegger entre la marche de la température, les oscillations barométriques et la force expansive des vapeurs aqueuses. L'échelle des deux thermomètres attachés au psychomètre donna pour différence dans 39 observations 3,20° R. Les différences des moyennes des minima dans les heures matinales et des maxima dans l'après-midi étaient de 1,20° R.: la plus grande de 6,1° R., et la plus petite de 2,5° R. Ainsi, la valeur de l'oscillation entière est de 3,6° R. Le calcul pour la force expansive des vapeurs donna 9,84 mm.; la température, au moment de la formation de la rosée, 8,1°; l'humidité de l'air 609, le poids de la vapeur aqueuse dans l'espace d'un □ 9,5 grains. L'air du Caire contient, terme moyen, 152 fois moins d'humidité que celui d'Alexandrie.

Les observations de M. Destouches, quoique faites avec un hygromètre inconnu, permettent de supposer, d'après la valeur des chiffres, que le mois le plus humide est celui de décembre, et que le degré d'humidité est ordinairement en rapport avec la crue du fleuve. Si le même observateur donne pour moyenne des pluies douze jours par année, 0,0331 m., nous croyons nécessaire de faire observer que ce chiffre est la simple expression du nombre des jours pluvieux. Car, bien que l'histoire nous cite des pluies désastreuses pour le Caire, telles que celles de 1299, époque à laquelle les torrents ne se bornaient pas à la dévastation des tombeaux au Nord-Est de la ville, mais portaient aussi leurs ravages jusque dans les quartiers situés au centre; quoique la pluie tombât plusieurs jours de suite avant la grande peste du siècle dernier, et pendant huit jours en 1824 *; enfin, malgré que nous ayons vu nous-même une pluie de trois jours au mois d'avril 1837, on ne peut nier que des révolutions semblables dans l'atmosphère du Caire ne soient considérées comme des événements historiques et portés comme tels dans les annales du pays. En supposant que l'état du ciel puisse conduire à des conclusions sur l'état hygrométrique de l'atmosphère, nous ajoutons ici les termes moyens de six années, qui peuvent en donner une idée : ciel clair, 709 fois; nuages, 254 fois; ciel couvert, 95 fois; ciel nébuleux, 25 fois. Au Caire, la rosée ne manque dans aucune saison, principalement le matin; pendant la saison fraîche, elle tombe aussi le soir. Mais la force expansive des vapeurs aqueuses étant très considérable à cause de la chaleur, leur précipitation n'est due qu'à la grande différence qui existe entre la température du jour et celle de la nuit. Au reste, la formation de la rosée en Égypte n'a pas lieu seulement quand l'air est calme, mais aussi sous l'influence des vents, surtout de ceux du Nord et de l'Ouest. Elle n'est guère abondante à certaine distance du Nil où à l'époque de son abaissement. Les brouillards, alors, sont plus rares; cependant, nous nous rappelons des années où

* Ainsi les phénomènes extraordinaires qui agitaient alors l'atmosphère de la partie septentrionale du globe, avaient étendu leur influence jusque sur la vallée du Nil.

leur formation était très fréquente, surtout entre sept et neuf heures du matin, en hiver. La température du Nil étant un peu plus élevée dans la matinée que celle de l'atmosphère, on observe fréquemment dans la vallée, une ligne de brouillards qui indique exactement la position du fleuve. La crue et la décrue du Nil exercent une trop grande influence sur l'état hygrométrique de l'atmosphère du Caire, pour que nous n'en fassions pas mention. L'inondation n'atteint pas la ville, il est vrai; mais elle alimente le Khalig et modifie puissamment l'état de l'air par une évaporation abondante, et en s'infiltrant même dans le terrain de la ville. Dans les fortes crues, on observe, dans quelques parties de la ville, des flaques d'eau poussées à la surface par suite de l'infiltration. Les premières journées qui suivent l'entrée de l'eau dans le canal, se distinguent par une chaleur humide, accablante, et ce n'est que plus tard que l'évaporation contribue à augmenter la fraîcheur. Toutes ces observations prouvent que le Caire se rapproche déjà, sous le rapport de la constitution de l'air, du climat de la Haute-Egypte, pays unique par la pureté et la sécheresse de son atmosphère.

La même régularité qui se trouve dans la marche et la distribution de la chaleur, dans la pression atmosphérique et dans la force expansive des vapeurs, se remarque aussi dans les mouvements de l'air. La direction des vents est en rapport direct avec les saisons, de même que leur force l'est ordinairement avec les différentes époques de la journée. Les mêmes rapports s'observent entre les vents et les oscillations du fleuve. Depuis le mois de juin jusqu'en avril, ce sont les vents du Nord qui dominent, avec des inflexions vers l'Est d'abord, et plus tard vers l'Ouest. Pendant les mois d'avril et de mai, les vents du Sud sont plus ou moins fréquents, selon les années. En hiver, le vent du Nord incline volontiers vers l'Ouest, et se change souvent en vent d'orage; il est en même temps humide. Les vents du Sud commencent quelquefois dès le mois de mars, au plus tard en avril, et cèdent la place au vent du Nord vers la fin de juin, en se dirigeant de l'Est à l'Ouest; ils sont secs et chauds pendant l'été, tandis qu'en hiver, ils amènent souvent un froid piquant, soit qu'ils soufflent des montagnes couvertes de neige, soit qu'ils passent sur des nappes d'eau refroidies. Il résulte des observations faites au Caire, que la fréquence des vents du Nord, est à celle des vents du Midi, comme 6 : 1 ; cependant leurs périodes ne suivent pas toujours l'ordre indiqué. La matinée est ordinairement calme au Caire. Le vent commence à se lever vers les dix heures, et il continue avec une intensité progressive jusque vers le coucher du soleil, époque où il baisse pour se renforcer de nouveau, ou pour cesser entièrement vers minuit. Les orages, peu fréquents du reste, viennent du Midi aussi bien que du Nord; ils n'atteignent pas toujours le Caire pendant les équinoxes.

Il nous reste à étudier particulièrement le vent appelé, en Egypte, Khamsin (50)*. Son règne se trouve établi entre le lundi des Pâques coptes et l'époque appelée Nocta (la goutte). Ce terme allégorique vient de ce qu'on suppose qu'une goutte d'eau tombe du ciel pour féconder les eaux du fleuve. Qu'on ne pense pas cependant que le Khamsin se trouve exactement limité à la période mentionnée. Cet hôte incommode fait parfois son apparition aussi bien en février qu'en juin. Il vient du désert, et souffle quelquefois sept jours de suite. Sa durée ordinaire est de 30 à 40 jours. Il y a des années où l'on ne compte en tout que quatre journées de Khamsin ; quelquefois il y en a 16 et même 20. Sa durée moyenne peut donc être fixée à 11 jours. Il vient du Sud-Ouest ou du Sud-Est; dans cette dernière direction, son effet est encore plus accablant. Au moment de son apparition, il y a ordinaire-

* Ce vent est ainsi nommé à cause de sa durée, qui est ordinairement de 50 jours.

ment calme complet. Parfois, cependant, quoique plus rarement, il arrive tout-à-coup sous la forme d'un ouragan ou d'une trombe. On voit d'abord l'horizon se teindre en gris et devenir comme poudreux. Cette teinte matte se communique peu à peu aux couches supérieures de l'atmosphère. Le soleil, privé de sa splendeur et de ses rayons, jette une lueur fauve ou rougeâtre sur le firmament entier. Un silence profond, précurseur des orages, règne dans l'air, qui s'agite peu à peu en s'emprégnant de poussière et de sable dont il enveloppe et pénètre tous les objets. L'intensité de ce météore va en augmentant jusqu'à ce que cette sorte de tension disparaisse avec la chute de quelques gouttes d'eau ou avec l'apparition de quelques éclairs mats *. Nous nous réservons de donner ailleurs la description exacte le la forme sous laquelle ce vent se montre dans des latitudes moins considérables. Qu'il nous suffise de faire observer que la phénoménologie citée ne peut guère laisser en doute qu'il s'agit ici, non pas d'un vent chaud ordinaire, mais du développement d'un fluide électrique, tel que nous l'observons dans les orages du Nord. Ruppel et Russegger, par leurs expériences, ont placé cette hypothèse au rang d'un fait positif. Une quantité considérable d'électricité libre se trouve dans l'air pendant le souffle du Khamsin; elle est d'abord négative, puis elle devient positive, changeant rapidement et à plusieurs reprises d'un pôle à l'autre, jusqu'au rétablissement parfait de l'équilibre.

Les orages sont rares et toujours très faibles au Caire, surtout pendant l'été. Il n'arrive guère qu'une ou deux fois par an, qu'on entende, pendant la saison chaude, quelque faible retentissement du tonnerre, ou que l'on observe, vers le soir, quelque éclair mat sillonnant l'atmosphère, sans que

* Ces deux phénomènes amènent plus souvent la crise du Khamsin qu'on ne l'a cru jusqu'à présent. Ceux qui se trouvent fréquemment hors de leurs maisons, à cette époque, ne peuvent guère l'ignorer.

le ciel soit même couvert. Nous n'avons connaissance que d'un seul fait où la foudre ait été fatale à un individu qui se trouvait dans une maison de l'île de Roda. Pendant douze ans, nous n'avons vu de la grêle que trois fois.

Le défaut d'observations positives nous laisse dans l'ignorance sur les fluctuations du fluide électrique pendant le reste de l'année. Mais on pourrait supposer, sans peut-être trop s'éloigner de la vérité, que l'évaporation de larges nappes d'eau, d'abord plus ou moins imprégnées de sels, et une végétation surabondante qui occupe le terrain immédiatement après, ne peuvent manquer de fournir à l'air une quantité considérable d'électricité, tandis que le sol conserve la sienne. La quantité d'électricité devant être très petite pendant la chaleur sèche de l'été sous un ciel pur et serein, la terre doit en contenir une quantité plus ou moins grande.

L'inclinaison de l'aiguille aimentée a été calculée à Prague par M. Kreil, d'après les observations de M. Russegger, à 35° 54'; la déclinaison à 12° 28' vers l'ouest. Selon M. Rocher, une aiguille d'inclinaison de Lenoir a montré 40° 39'; et à l'époque de l'expédition française, on observa une déclinaison de 12° 9'.

Les tremblements de terre ont plus ou moins agité de tout temps le sol de l'Égypte. C'est surtout dans les années 608 et 702 de l'hégire que le Caire et Fostat en souffrirent; lors de la dernière époque, peu de maisons restèrent debout. De nos jours, ces révolutions se répètent assez souvent, mais d'une manière moins funeste. Le 1er janvier 1838, jour remarquable par la catastrophe de Tibérias et de Safet en Palestine, des oscillations intenses furent ressenties au Caire vers midi. Le même phénomène se renouvela au mois de mars avec moins d'intensité. Le 2 mai 1844, les oscillations durèrent près de deux minutes à différentes reprises. Le 21 février 1845, vers les 6 heures du matin, un tremblement de terre assez violent se fit sentir deux fois dans la direction du Nord-

Ouest au Sud-Est, et une autre petite secousse eut lieu vers 11 heures. Huit jours après, on observa de nouveau de faibles secousses presque aux mêmes heures. Le 28 mars 1846, après une journée nébuleuse et une chaleur accablante, un tremblement de terre secoua les maisons pendant une minute entière. Cependant aucun de ces tremblements de terre n'a causé de dommages.

En faisant le résumé de tous les éléments qui constituent dans leur ensemble le climat du Caire, on peut y établir deux saisons, dont la première, depuis octobre jusqu'en mars, est tempérée et tant soit peu humide, et l'autre, de mars jusqu'en octobre, chaude et sèche. Si l'on envisage les choses de cette manière, ce climat approche de celui des côtes par les pluies d'hiver, quelque petite qu'en soit du reste la quantité. Cette dernière circonstance, c'est-à-dire la rareté des pluies, rend en même temps le climat de la capitale semblable à celui de la Haute-Egypte, où l'été dure presque toute l'année, tandis qu'au Caire et dans ses environs on remarque une espèce de printemps avant cette saison.

Montrons maintenant les rapports de la météorologie à l'homme. La chaleur, en raréfiant l'air, diminue la quantité d'oxygène : de là, une respiration pulmonaire moins parfaite; tandis que le foie, pour maintenir l'équilibre, prend à sa charge, jusqu'à un certain point, l'excrétion de carbone. Les intestins et la peau contribuent aussi de leur côté à la respiration en général. Cette simple considération physiologique suffit pour démontrer que la disposition relative des organes aux maladies doit être différente de celle qui existe dans des pays moins chauds ; car, personne n'a jamais nié que les organes et les appareils qui sont obligés de fonctionner outre mesure, ne soient aussi plus susceptibles que les autres de se ressentir des influences malfaisantes. L'expansion, ainsi que l'évaporation rapide des fluides, que nous observons sous un climat chaud et sec dans les corps organiques, se manifeste aussi dans les corps organisés. La destruction de la globuline et la diminution de la sérosité du sang en sont une conséquence naturelle. La diminution de la pression atmosphérique favorise aussi de son côté l'évaporation. L'immense différence qui existe entre la température du milieu du jour et celle de l'aube ne laisse guère de doute que la diminution rapide du calorique ne puisse, en arrêtant le torrent de l'évaporation périphérique par la contraction des capillaires, occasionner un reflux vers les organes intérieurs ou même anéantir l'irritabilité des nerfs au point de les paralyser. La quantité de fluide électrique développée par les vents du Khamsin doit agir d'une manière funeste sur les êtres organisés, à peu près comme la foudre même. Aussi, est-ce pendant son règne et sous son influence que les êtres organisés souffrent le plus, et que des accidents imprévus surprennent les individus d'une certaine constitution. La construction des rues étroites et tortueuses du Caire donne une impulsion si violente aux mouvements de l'air, que les effets des changements rapides de la température en sont beaucoup plus sensibles. D'un autre côté, la marche cadencée de tous les phénomènes atmosphériques, la progression et la suite régulière des saisons, ainsi que les oscillations mesurées du fleuve même, établissent, dans l'état pathologique de l'homme, des règles et des lois qui forment un contraste singulier avec le chaos dans lequel se confondent souvent, sous d'autres latitudes, le caractère et la succession des maladies.

CHAPITRE TROISIÈME.

—

ÉTAT PHYSIOLOGIQUE DES HABITANTS. — NOURRITURE ET HABILLEMENT.
USAGES INFLUANT SUR LA SANTÉ.

L'habitant originaire de l'Egypte est ou Fellah ou Copte. Ces deux classes de la population descendent des anciens Egyptiens, comme nous avons tâché de le prouver ailleurs. Leur constitution physique et leur tempérament sont les mêmes : os du squelette forts et épais, avec une stature de 5 à 6 pieds ; crâne pesant, ovale et augmentant de dimension vers le haut et en arrière ; angle facial rarement au-delà de 80°, quelquefois au-dessus de 75° ; os du front et de la face larges, avec des saillies à la région surorbitaire ; dépression à la racine du nez ; cavités orbitaires éloignées l'une de l'autre ; mâchoires fortes et épaisses ; dents larges, longues et blanches. Voilà les caractères principaux du squelette de la figure. Le thorax est bien formé et souvent conique ; le cou, de longueur moyenne et un peu saillant à la nuque ; le bassin, ovale et bien conforme ; les extrémités sont proportionnées, mais les mains et les pieds sont petits ; la peau varie du blanc jaunâtre au rouge et au brun, selon le sexe et la localité ; la chevelure, plus épaisse que la barbe, est d'une texture fine et légèrement ondulée ; les yeux sont petits, ordinairement noirs et la fente palpébrale souvent inclinée de dehors en dedans ; les lèvres et le nez sont épais ; le prognatos se trouve souvent sur des individus d'une couleur qui approche du blanc sale ; le larynx et les veines jugulaires sont très développés ; les muscles sont bien constitués dans toutes les parties du corps ; mais ils n'acquièrent cependant jamais le même volume que chez certains individus d'Europe ; les mamelles sont souvent d'une grandeur considérable chez les hommes. Le tissu cellulaire est très abondant et rend les formes assez rondes et agréables, à l'exception de la figure ; les organes glandulaires sont, sans exception, plus développés que chez les peuples du Nord, mais le cœur et les artères le sont moins que les systèmes veineux ; le cerveau, la moëlle épinière et les nerfs ne nous ont pas montré de différences appréciables, si ce n'est que les lobes antérieurs du cerveau ne prennent jamais le développement qu'on remarque chez quelques individus d'Europe.

La femme a, en général, un teint plus clair, le front moins large, l'œil plus grand, des formes arrondies et beaucoup de grâce dans ses mouvements. La poitrine n'est pas toujours aussi bien développée chez elle que le bassin. L'expression de sa physionomie contraste presque aussi souvent avec le reste du corps que chez l'homme. Le véritable type antique dans toute sa pureté et dans toute sa finesse se retrouve plus souvent chez les femmes que chez les hommes. La femme cesse de produire plutôt qu'en Europe, il est vrai ; mais cependant, pas si tôt que certains écrivains ont paru le croire. L'homme conserve la faculté de procréer jusqu'à un âge très avancé.

La constitution du Fellah est celle que nous considérons comme normale pour le pays. Le Fellah est robuste, fait au travail et à la fatigue et très apte à la course. Sa voix est forte ; ses sens ne sont pas très développés ; sa vue est ordinairement mauvaise et l'ouïe presque toujours un peu faible. Le dynamomètre marque deux tiers en comparaison de l'Européen. Le tempérament approche de celui qu'on appelle mélancolique, prend naissance dans le lymphatique et il y retombe facilement. L'intelligence se développe rapidement dans la jeunesse ; mais à l'époque de la puberté, il y a arrêt dans les facultés intellectuelles et bientôt une sorte de stupidité se déclare chez les uns, tandis qu'une certaine vigueur mentale s'observe chez d'autres, mais rarement jusqu'à un âge très avancé. Le Fellah ne se trouvant ni dans l'état de nature, ni dans celui de civilisation, il est difficile de faire une analyse exacte de ses facultés mentales. Il ne manque pas d'une perception assez vive et d'une mémoire heureuse. Il est donc susceptible d'éducation, et, en le dirigeant, on peut lui imprimer une sorte d'activité ; mais il est rare qu'elle soit spontanée, et l'on ne voit en lui aucun penchant pour le travail. Imitateur plutôt qu'inventeur, il est lent dans ses mouvements et peu habile dans l'exécution de ses desseins. Il rumine ses idées et ne s'impatiente pas. La ruse, qui est chez lui la faculté dominante, ne peut être considérée que comme un fait accidentel, comme l'effet de l'esclavage. L'indolence, la servilité et une certaine tranquillité d'âme conviennent à son tempérament. Il possède le sentiment de la compassion et la vertu de l'hospitalité.

La race des Éthiopiens * est représentée au Caire par les Barabras et les Abyssiniens. Les Barabras, originaires de la Nubie, se caractérisent par un squelette plus délicat et plus léger que celui du Fellah, par un corps plus grêle, de belles formes et une stature moyenne. La couleur de leur peau est plus ou moins bronzée : elle est plus claire si la mère est Abyssinienne, et plus foncée si c'est une négresse. Le front est ordinairement bombé au-dessus des sourcils, avec deux petites bosses latérales; l'occiput est plus haut et plus large que

* Nous appelons ainsi les branches de la race Caucasienne à peau plus ou moins foncée qui se trouvent mêlées, à différents degrés, au sang nègre

le front ; la partie encéphalique du crâne, moins grande que chez l'Européen. L'angle facial est comme chez l'Egyptien. Ils ont la face longue et ovale sans saillie des os zygomatiques ; le nez un peu courbé et tantôt pointu, tantôt obtus ; les lèvres légèrement bordées et épaisses ; un joli petit menton avec un peu de barbe ; les yeux souvent grands, mais tant soit peu inclinés ; la chevelure légèrement frisée sans être crépue ; le thorax et le bassin coniques, et les extrémités petites et bien conformées. Il en résulte une constitution plus faible que celle du Fellah, mais une intelligence plus vive.

La sobriété et la chasteté, l'opiniâtreté et la persévérance, l'instinct de la musique, l'amour de la patrie, le désir du gain et une certaine fidélité forment les traits saillants de leur caractère. Le tempérament, quoique doux en général, incline vers le colérique et le nerveux dans les moments d'agitation. Une imagination et une perception presque puériles, avec les désirs et les penchants d'un homme fait, se manifestent chez ces Éthiopiens, sans qu'ils aient assez de force physique et intellectuelle pour parvenir à l'accomplissement de leurs désirs. La superstition, en fait de religion, peu compléter ce tableau. La circoncision des deux sexes est en usage chez ce peuple depuis la plus haute antiquité. Les Barabras quittent leur pays pour venir servir dans la capitale, principalement comme portiers. Il y en a toujours quelques milliers au Caire.

Les caractères physiques des Abyssiniens diffèrent peu en général de ceux des Barabras ; mais leur type pur présente une physionomie plus noble et des formes un peu plus robustes. Un front droit et élevé, le nez aquilin, la chevelure lisse, l'œil coupé en amande, avec la direction des paupières horizontale ; bref, tous les caractères de la race Caucasienne, moins la couleur, qui varie du jaune sale au bronze, et même au noir. La plupart des Abyssiniens n'offrent guère cette conformation. Ils ont plus ou moins des traits africains, mêlés au type caucasien, surtout dans la forme des yeux, du nez, des lèvres, etc. Leur tempérament approche, de même que leurs facultés intellectuelles, de celui des Barabras. Ils se disent Chrétiens, mais ils sont loin d'en avoir les vertus. L'indolence, l'ivrognerie, la débauche, la superstition et l'ingratitude forment les traits saillants du caractère de ce peuple abâtardi, qui ne connaît pas plus la jalousie que le véritable amour.

Les Gallas, peuple en partie nomade et très guerrier, représentent le héros de l'Afrique dans sa pureté : épaules et tête larges, avec une chevelure lisse et épaisse ; nez droit ou aquilin, sur une face un peu aplatie ; couleur de la peau souvent très claire ; extrémités inférieures remarquables par la largeur du genou et par une légère courbure des jambes ; ce qui contribue à produire une pose martiale.

Les Abyssiniens et les Gallas ne vivent au Caire, à l'exception de quelques pèlerins, que dans l'état de l'esclavage. Un grand nombre d'eunuques appartiennent à ces deux nations. La beauté des femmes est devenue proverbiale, pour ce qui regarde les formes. Nous avons eu occasion d'étudier la psychologie de ces nations dans les différents états de la société. Voici en peu de mots le résultat de mes observations. Ils sont aussi propres aux sciences que les enfants d'Europe ; ils ont le talent de l'imitation et de la dissimulation, mais leur penchant les pousse irrésistiblement vers la sensualité. La paresse du corps et de l'esprit les rapproche du nègre, quoique leurs formes en soient très éloignées. La nature même leur a ôté la faculté de rougir, et cette circonstance est d'accord avec le fait qui nous enseigne que les plus beaux sentiments dont les peuples du Nord sont doués, n'ont point d'accès dans ces cœurs préoccupés tout au plus de leur progéniture, ni dans ces esprits remplis seulement d'idées de jouissance et inaccessibles à toute désir d'un meilleur état.

La race nègre mérite une attention particulière sous tous

les rapports. Elle a de nombreux représentants au Caire parmi les esclaves, qui arrivent de toutes les provinces traversées par les bras du Nil formant le Delta supérieur. Il y a autant de variétés parmi cette race qu'il y en a dans toutes les autres. Une différence extrême existe entre le nègre Nuba et celui de Koldagi, de Chaboune, de Rékélé, entre le Berta et le noble Bher d'un côté, et le Dinka et le misérable Kék de l'autre. Les nuances remarquables entre les différentes branches de la race caucasienne en Europe ont leurs analogues parmi les Nègres; cependant, il se présente un fait qui trouble cette analogie : c'est la conformité des tempéraments. S'il n'est pas rare de trouver en Europe des hommes de tous les tempéraments dans chaque nation, dans chaque ville, et quelquefois même dans une seule famille, il n'en est pas de même parmi les peuplades nègres. Là, on ne voit plus que des nuances de tempérament colérique et lymphatique. L'anatomie nous trace bien nettement les caractères distinctifs de cette race singulière, dont il n'y a de transition dans les autres que par le mélange du sang. Le squelette est plus pesant, les os sont plus grands et plus épais que dans les autres races, proportionnellement aux muscles qui sont destinés à les régir; ordinairement ils sont aussi plus blancs, à cause d'une prédominence de sels calcaires.

Nous distinguons, d'après la conformation du crâne et de la face, deux variétés : l'une à mâchoire supérieure très projetée et à visage allongé, l'autre à face large et à mâchoire moins inclinée en avant. Ces deux types se confondent par des transitions nombreuses. Sœmmering a trop bien détaillé les proportions relatives des os du crâne pour que nous ayons besoin d'y ajouter quelque chose. Les caractères principaux de la tête du nègre sont : l'aplatissement du front, du nez et de tout le visage sur un plan incliné; en conséquence, un angle facial de 70°, un front bas et comprimé de même que les tempes des cavités orbitaires et nasales très spacieuses et anguleuses, des mâchoires énormes avec la saillie des os zygomatiques en bas et en dehors ; les dents sont toujours très longues, larges et blanches, et la direction de leur insertion varie surtout dans la mâchoire supérieure ; le cou est court, le thorax grand, bien conformé et plus voûté que chez l'Européen : sa forme est presque cylindrique ; le bassin est étroit, cunéiforme et tant soit peu courbé en arrière ; les extrémités et les doigts sont très allongés ; la stature du nègre est rarement au-dessous de la moyenne, souvent elle est au-dessus. La complexion varie du robuste au plus faible imaginable ; la couleur, d'un brun foncé au noir satiné. La peau présente un caractère particulier, le velouté *, à cause du développement considérable de l'appareil glandulaire ; elle doit sa couleur à la déposition de la matière colorante dans des cellules polydriques, remarquables par leur forme régulière ; elle est plus épaisse que chez l'Européen, surtout au crâne, dans la paume de la main et à la plante des pieds, où elle est un peu colorée. On trouve aussi de la matière colorante en taches plus ou moins étendues sur la surface intérieure du corps, principalement sur la langue. Le tissu cellulaire est très abondant dans les organes érectiles, aux mamelles, au pénis, aux lèvres, aux oreilles et aux narines. La couleur de la conjonctive est presque toujours jaune et tachetée de noir dans ses angles avec un réseau vasculaire plus ou moins prononcé. La même couleur jaune pénètre non-seulement dans la graisse, mais aussi dans les membranes

* L'aspect plus ou moins velouté de la peau change aussi selon les parties du corps ; ainsi, la peau abdominale présente des plis en zigzag très fins, tandis que ces plis prennent sur les avant-bras la forme de la rue, forme qui devient fenestrée et moins apparente vers les extrémités. Cette conformation de la peau semble indiquer une grande capacité pour la turgescence des humeurs ; car, dans les organes érectiles surtout dans le pénis, elle ne présente plus un simple réseau, mais de véritables saillies en forme de verrues.

cellulaires et fibreuses jusqu'aux os. L'odeur rance de la transpiration est connue. Le développement des muscles ne correspond pas à la pesanteur des os; leur couleur est d'un jaune tirant sur le rouge; elle n'est jamais d'un rouge éclatant comme chez les Européens. Les membranes muqueuses présentent, là où elles sont apparentes, une couleur rouge de cerise, et dans les intestins, surtout dans le colon, un aspect aréolaire qui les rapproche de l'estomac des animaux ruminants. Le mucus sécrété par les narines est très fluide, tandis que la mucosité intestinale est très épaisse, viscide et grasse en apparence. Les appareils glandulaires, surtout les glandes salivaires, le foie, la rate, etc., sont très développés, de même que les organes génitaux. Nous avons toujours observé, à la base du frénulum du prépuce, deux glandes saillantes et coniques qui paraissent résulter d'une accumulation des cryptes sébacées. La position de la vessie urinaire est beaucoup plus haute que dans les autres races. Les organes cornés, à l'exception de l'épiderme, sont faibles. La chevelure forme une sorte de perruque lanugineuse, et les joues et le menton sont aussi peu fournis de barbe que les organes génitaux de poils; circonstance qui se rencontre aussi dans les animaux domestiques vivant dans la patrie des Nègres. L'appareil vasculaire est fort; mais le système veineux prédomine sur l'artériel. Les petites artères présentent des flexuosités. Le sang des Nègres est épais, noir et poisseux; il sort très rarement en jet de la veine et il adhère facilement au vase; la sérosité est toujours très jaune; la proportion du cruor est relative à l'état de l'individu; les globules du sang veineux nous ont toujours paru tant soit peu allongées sous le microscope. Le cerveau est un plus dur et moins développé dans ses lobes antérieurs que dans la race égyptienne; une injection veineuse lui donne une teinte brunâtre, et les veines y présentent presque la forme des sinus de la duremère.

Nous ne pouvons que confirmer les assertions de Sœmmering, quant aux proportions existantes entre les nerfs et le cerveau. Le nerf olfactif et le facial prennent un développement considérable, de même que la cinquième paire. Quant aux organes des sens, il faut remarquer d'abord pour l'œil que les paupières sont peu fendues et que le diamètre du globe est le même que chez les Européens ; la cornée est un peu aplatie et moins grande par rapport au diamètre de l'œil; la matière colorante de la choroïde et de l'iris est extrêmement abondante. La vue des Nègres est très médiocre. Les oreilles sont arrondies et détachées L'ouïe paraît plus développée que chez les Egyptiens. Le goût et l'odorat montrent de l'énergie, sans qu'il s'en suive une grande faculté d'élection ; car les Nègres sont omnivores, et les odeurs qui nous paraissent les plus mauvaises leur sont indifférentes. La température du corps nous ayant toujours paru être au-dessous de la nôtre dans l'état normal, nous avons appliqué le thermomètre sous la langue dans l'état de santé et de fièvre; dans le premier cas, nous n'avons constaté que 34° à 35° C., et dans le second 36° à 37. Le pouls des Nègres, en Egypte, est rare comme celui des habitants, en général ; il ne vâ pas au-delà de 60 battements à la minute. La physionomie des Nègres n'offre pas les nuances qu'on observe dans les races blanches. Un voile noir couvre plus ou moins les mouvements de l'âme : il n'y a que l'œil qui puisse servir de pathomètre dans cette race. Le reste de la figure a une expression plus ou moins apathique. Tandis que la conformation physique présente un mélange singulier d'enfance et de décrépitude, la psychologie offre des résultats analogues. La capacité des Nègres se borne à la simple imitation. Leur penchant dominant est la sensualité et l'amour du repos. Une fois les besoins physiques satisfaits avec les premiers objets qui se présentent, l'âme ne s'occupe plus de rien, et le corps s'abandonne à la volupté et au repos. Les liens de famille sont donc très relâchés ; le père se soucie peu de ses enfants ; l'instinct maternel est le seul que la nature ait armé de toute la force et de toute la fureur de la brute. La jalousie ne tient qu'à des motifs charnels, et l'on s'assure de la fidélité des femmes par des moyens mécaniques. L'assassinat, par suite de jalousie, est cependant assez fréquent parmi les Dinkas.

La vente des enfants et des plus proches parents, pratiquée sans le moindre scrupule par les hommes quand ils souffrent de la faim, n'a jamais d'autre motif que la satisfaction des besoins physiques. L'opiniâtreté apparente avec laquelle le Nègre défend ses foyers dans les montagnes, peut être aussi considérée comme la manifestation d'un instinct tout-à-fait animal. Le penchant pour l'ivrognerie, le jeu, la danse, la volupté et la parure est le levier le plus puissant dans la vie du Nègre. C'est à cette dernière que vise toute son industrie : au lieu de se couvrir, il se pare. Comme nous l'observons sur certains animaux, la manifestation de la douleur se cache entièrement chez le Nègre, soit par superstition, soit par instinct, sous un calme apparent. Les explosions des passions sont subites et arrivent au moment où l'on s'y attend le moins ; mais la persévérance y manque : elle ne se trouve que dans les idées sous la forme d'opiniâtreté. Ainsi l etempérament du Nègre, désigné comme colérique, ne l'est que jusqu'à un certain point : violence extrême dans les révolutions instantanées de l'âme, sans aucun appui constant dans les actions qui suivent ; fougue transitoire suivie d'apathie. Aussi, la vie même perd-elle sa valeur pour le Nègre du moment où il n'a plus les moyens de satisfaire ses besoins physiques : il ne réagit jamais par un redoublement d'activité, il préfère languir ou mourir dans l'apathie, ou bien il se suicide.

L'amour de la guerre lui est tout aussi étranger ; il ne la fait que poussé par la faim, jamais pour satisfaire ses passions ou pour détruire. A l'exception de la tribu des Choulouks, les Nègres ne vendent pas leurs prisonniers de guerre; ils en font même rarement : ils se contentent du pillage.

La prostitution des domestiques et des esclaves forme une branche d'industrie, même chez le Nègre musulman. La compassion n'est guère plus étrangère au cœur du Nègre qu'aux animaux apprivoisés jusqu'à un certain point; mais ils ne se font pas le moindre sacrifice entre eux dans la détresse.

L'attachement envers leurs maîtres est une vertu tout aussi équivoque, qui se change trop souvent en haine implacable sans le moindre motif appréciable. Lorsqu'il n'y a pas de passion en jeu, la simple raison semble régler leurs actions. Quoique les Nègres, habitant la partie orientale de l'Afrique, soient loin d'être privés de religion, la croyance pure en un Être-Suprême est en tout cas bien rare parmi eux. Ils adorent tout au plus la lune, des objets naturels ou des fétiches. De même que l'état physique du Nègre subit des modifications avantageuses par une nourriture suffisante et un exercice convenable, de même le côté moral est susceptible de quelque amélioration ; mais une série de presque 5,000 années pourrait suffire, il nous semble, pour détromper tous ceux qui se laissent entraîner par leur imagination à des espérances trop vives. Depuis un temps immémorial les peuplades nègres, quoique en contact avec les nations les plus civilisées du globe, sont restées dans un état à peu près stationnaire ; elles ont toujours joué un rôle très secondaire sur le théâtre de ce monde. Jamais elles n'ont eu d'histoire, trésor dont tout peuple, appelé à une plus haute destinée, se glorifie, même dans son enfance. Si nous rangeons parmi les absurdités les assertions de ceux qui considèrent le Nègre comme une espèce d'homme différente, nous ne comprenons pas plus les propositions de ceux qui voudraient nous faire croire avec un zèle qui interprète mal la nature des choses, que toutes les races sont appelées à remplir les mêmes fonctions sur cette terre. Nous détestons les attentats horribles contre la liberté de nos frères de couleur, mais nous doutons de leur vocation pour la civilisation. S'ils y parviennent jamais, elle sera toujours bien différente de la nôtre. Enfin, nous demandons aux avocats de la traite de quel droit on y assujettirait nos enfants et nos vieillards. La circonstance même que dans la véritable patrie des Nègres les individus de la race Caucasienne ne sont guère viables, pourrait amener tout observateur sensé à l'admiration de la sagesse éternelle ; mais, malheureusement, de tout temps et partout, le fort a exploité le faible, et les apôtres de la véritable philanthropie sont encore bien loin de leur but.

Les eunuques sont ou Nègres ou Abyssiniens. Parmi ceux-ci, quelques-uns sont des pays Gallas ; ils ont les traits caractéristiques de leur race, et l'on distingue parmi eux deux sortes de complexion : l'une est faible avec le tempérament bilieux, et l'autre incline à l'obésité avec un tempérament flegmatique. Ces êtres ne renient, du reste, ni leur race ni leur sexe. Ils appartiennent à la première par leurs qualités physiques et morales, et ils participent du second par leurs dispositions à certaines maladies. L'eunuque ressemble à l'homme par son amour pour les armes et les chevaux, et il tient aussi un peu du naturel de la femme par son goût pour la parure et pour certains ouvrages de main : ainsi, il aime à filer et à tricoter. Il est très enclin à la haine ; mais il est aussi capable d'amour, et plus attaché aux femmes qu'aux hommes. Il est jaloux et envieux. Le développement du corps chez les eunuques est toujours plus ou moins arriéré ; le crâne est petit dans toutes ses dimensions, et il se rétrécit en arrière, où il finit par une pente oblique ; les os sont petits et faibles, de même que les muscles. La stature n'atteint ordinairement pas la moyenne ; dans les exceptions à cette règle, la maigreur est extrême. Le tissu cellulaire est alors très peu abondant ; la peau est sèche et relâchée. La figure de l'eunuque, son expression et sa démarche ont quelque chose d'efféminé. Le défaut d'énergie dans toutes les fonctions est en lui caractéristique. La superstition et le fanatisme, l'entêtement et l'opiniâtreté, la colère et le penchant à la vengeance sont les traits saillants de son caractère. Quelques-uns s'adonnent à l'ivrognerie.

La famille sémitique est représentée au Caire par les Arabes et par les Juifs. Les Arabes sont établis en permanence comme marchands ou comme savants, ou bien ils y viennent en passagers nomades. Le type arabe se distingue de l'égyptien par tous les caractères de la race caucasienne sans mélange. Le squelette est petit et menu, prototype de l'agilité; le crâne et la face sont bien conformés, avec des contours plus allongés; le front est plus étroit, sans que l'angle facial diffère beaucoup de celui de l'Égyptien; la capacité du crâne est cependant un peu plus considérable. Les yeux sont rapprochés; le nez est plus fin, plus saillant et courbé, souvent aquilin; le menton projeté. La fente palpébrale est droite; le globe de l'œil souvent enfoncé. La chevelure est plus abondante, noire et souvent tout-à-fait lisse; la barbe, clair-semée et un peu ondulée. Les lèvres sont fines et les dents toujours verticales. Le thorax est cylindrique. Les extrémités sont bien faites, les genoux larges et les doigts petits Les muscles et surtout les tendons sont forts en proportion des os qu'ils ont à gouverner Toutes les sécrétions, celles du sperme exceptée, sont peu abondantes. La couleur de la peau varie du jaunâtre sale au noir. La taille n'est presque jamais au-dessous de la moyenne, surtout chez l'Arabe errant. Les habitants de l'Arabie méridionale forment la transition au type indien; il existe aussi dans cette contrée un mélange de sang éthiopien et arabe.

Les Juifs d'Égypte appartiennent à des familles établies depuis des siècles dans la vallée du Nil, ou bien ils sont venus du dehors et s'y trouvent depuis peu de temps. Le type juif est trop connu pour que nous nous en occupions ici. Il suffira de dire que les Juifs égyptiens présentent une conformation physique tant soit peu différente de celle des autres. Le crâne restant le même que chez les Juifs en général, le visage offre fréquemment des formes plus rondes et moins anguleuses; le nez est souvent petit, quelquefois même déprimé; la chevelure claire, cependant presque jamais lisse; la peau très fine et blanche, et les yeux blanchâtres; modifications qui, approchant de l'état maladif, tiennent plutôt à un défaut d'insolation qu'à toute autre cause. La conformation physique de ces deux branches de la famille sémitique a trop de rapports pour méconnaître leur parenté. Leur physionomie morale même se ressemble parfaitement, abstraction faite des modifications qu'un genre de vie, une religion, un climat différents ont pu apporter chez ces deux nations. Leur alliance avec le sang égyptien, dès les premiers âges du monde, est connue par la naissance d'Ismaël, le mariage de Joseph et celui de Salomon.

Le tempérament du Juif dans sa patrie devait être veineux, colérique, mélancolique, et plus ou moins nerveux, comme celui de l'Arabe. C'est probablement le sejour prolongé dans les climats froids qui y a ajouté le tempérament sanguin. Les facultés intellectuelles de ces deux nations se tournent merveilleusement vers la spéculation, soit réelle, soit idéale, et les idées sont soutenues par une force prodigieuse d'activité. Ce qui est opiniâtre chez le Nègre devient ici persévérance. L'Arabe nomade en montre autant en poursuivant sans relâche sa route, sa proie et son ennemi à travers les sables mouvants du désert, que le banquier dans ses calculs sur les richesses des états modernes. Leur talent pour l'observation les aide singulièrement dans leurs entreprises, soit dans les déserts de l'Asie, soit dans les capitales de l'Europe. On leur doit le culte et la propagation du monothéisme, dont ils ont été longtemps les seuls dépositaires. La modération dans l'usage des aliments et des boissons est plus commune chez eux que celle des plaisirs charnels. Une grande fécondité et des vertus domestiques distinguent leurs femmes. L'amour du gain et l'aversion pour les nations étrangères sont innées chez eux, et la reconnaissance est aussi rarement le motif de leurs actions que le dévouement pour une cause quelconque.

Outre les Turcs d'origine mixte, il se trouve au Caire un plus ou moins grand nombre d'individus appartenant aux autres familles de la race Caucasienne, tels que des Grecs, des Syriens *, des Arméniens **, et, parmi les Européens, des Maltais, peuple de transition par sa constitution physique, son langage et ses usages ; des Italiens et des Français sont, avec quelques Allemands, Anglais et Espagnols, plus ou moins constamment établis dans la capitale. Le caractère de toutes ces nations est trop connu pour qu'il soit nécessaire de nous en occuper ici en détail. Tous ces peuples doivent, comme les Nègres, s'acclimater en s'établissant sur le sol Egyptien, c'est-à-dire que leur constitution et leur tempérament, leur physique et leur moral prennent infailliblement peu à peu, tôt ou tard, quelque chose des habitants du pays, et ils ont en conséquence alors moins à craindre des influences extérieures ; car, plus une race se rapproche des naturels du pays, soit par son organisation, soit par le climat de sa patrie, plus il lui est facile de se mettre en harmonie avec la nature environnante. C'est de cette loi que décou-

* On les nomme aussi Levantins dans un sens plus vague. Ils offrent souvent, dans la configuration du crâne, l'ancien type Assyrien, au nez aquilin et à l'occiput taillé à pic. Ils ne manquent pas de facultés intellectuelles; mais une imagination très ardente les entraîne trop souvent vers la fantasmagorie; ils sont en général portés à prendre leurs désirs pour la réalité.

** Les Arméniens, quoique considérés de droit comme appartenant à la branche Indo-Germanique, nous ont toujours paru, sous tous les rapports, faire la transition de la famille sémitique aux nations Européennes.

lent les conséquences les plus importantes pour la pathogénie, non pas en Egypte seulement, mais dans tous les pays de l'univers. De là l'intensité et la fréquence des maladies endémiques chez les étrangers, et un chiffre de mortalité effrayant en comparaison des indigènes.

La population du Caire, à l'époque de l'expédition française, fut évaluée, d'après le nombre des maisons et d'après la mortalité, à 260,000 âmes. Nous croyons ce calcul encore aujourd'hui assez exact. En prenant 300,000 âmes pour la capitale, Boulac et le Vieux-Caire, on ne s'écartera pas beaucoup de l'état véritable des choses. Si l'on porte le chiffre des Européens à 1,000, celui des Grecs à 1,200, des Arméniens à 600, celui des Coptes à 10,000, des Abyssiniens, des Barabras et des Nègres, enfin, à 15,000, le reste donnera le montant de la population indigène, soit Egyptienne, soit Arabe, et l'on aura ainsi les proportions qui correspondent aux différentes races. Le nombre des femmes est à celui des hommes comme 73 : 57, et les enfants forment le quart de la population. Le nombre des négociants et des petits marchands va jusqu'à 30,000, et celui des domestiques au moins à 20,000. On compte à peu près autant d'ouvriers qui fabriquent l'huile, le vinaigre, le sel ammoniaque; qui travaillent le lin, la soie, la laine, le feutre, le fer, ou qui font des nattes, des paniers. Il y a, en outre, des tanneurs, des tailleurs, des cordonniers, des brodeurs, des selliers, etc. Les indigènes sont employés dans les différentes fabriques d'armes, de poudre, de filature de coton, etc., etc. L'eau-de-vie est confectionnée par les Chrétiens. Les orfèvres sont ou Chrétiens ou Juifs.

La mortalité annuelle est encore aujourd'hui, comme dans les temps passés, de 1/30 de la population, dont 4/16 pour les femmes et 9/16 pour les enfants. Ces chiffres augmentent naturellement dans les temps épidémiques. La longévité est un phénomène très fréquent au Caire. Une fois la cinquantaine passée, la vie se conserve à merveille. Les recherches que nous avons faites sur la mortalité des races étrangères, nous ont conduit aux résultats suivants. Parmi les Grecs, les naissances sont au décès comme 53 : 90 ; parmi les Arméniens, comme 15 : 20. Des proportions semblables se trouvent parmi les Européens. Les Turcs étaient encore bien moins viables du temps des Mameloucks que de nos jours. Mais grâce à des idées plus justes sur l'allaitement et l'éducation physique des enfants, qui commencent à prendre racine parmi eux, le nombre des enfants augmente ; cela n'empêche cependant pas que la mortalité ne l'emporte encore de nos jours sur les naissances ; ainsi, il faut un renouvellement continuel du dehors pour toutes les branches de la population blanche. Les Arabes, les Juifs et les Syriens paient bien leur tribut et se recrutent du dehors, mais moins en tous cas que les nations du Nord.

Le bas peuple tire sa nourriture presque exclusivement du règne végétal. Du pain de froment sans levain en forme de gâteaux à moitié cuits ou plus souvent encore du pain de doura (*holcus sorghum*), des fèves macérées et cuites à l'eau, très peu de beurre et des lentilles forment la base principale de son alimentation ; les oignons, les radis, l'ail, les courges, les raves et les navets, fraïs ou salés, les melons et les pastèques sont l'assaisonnement le plus ordinaire de ces simples repas, dont le premier se fait le matin et l'autre au coucher du soleil. Un peu de fromage doux ou salé, du lait doux ou caillé, sont des accessoires tirés du règne animal. Les jours de fête, de la viande de buffle, de chameau, de chèvre et de mouton forme le repas de la classe pauvre. Le poisson sec ou macéré (fasiehh *) est le plat de prédilection dans les jeûnes du ramadan et dans la fête printannière des Coptes.

* Bien des femmes divorcent si ce mets ne se trouve pas en abondance sur la table à l'époque indiquée.

L'huile de sésame remplace ordinairement le beurre là où l'on fait la cuisine. Le riz et les légumes cuits, comme le *corchorius olitorius* et *hibiscus esculentus*, avec quelques autres malvacées, sont déjà un article de luxe, et figurent plutôt sur la table des habitants un peu plus aisés. Les dattes, les oranges et les abricots sont à la portée de toutes les classes de la société, mais on les considère comme des friandises.

La table des riches se compose ordinairement de plusieurs plats : la viande de mouton, de poule et de pigeon, ainsi que le poisson du Nil, en sont les ingrédients principaux, avec le riz ou l'orge et le froment mondé (férik). Différents plats de légumes, préparés avec la viande, le beurre ou l'huile de sésame, et les friandises, font monter le nombre des mets de 6 à 29. Ces friandises se préparent avec du sucre ou du miel sous la forme de crêmes avec ou sans lait, de gâteaux simples ou farcis et d'autres pâtisseries. Le *kounafa*, le *harisa*, le *foutir* et le *baclaoua* sont les plats favoris préparés au sucre avec la farine, le riz, l'amidon, les amandes et la viande de poulets. Tous les mets doux préparés par les Orientaux sont, du reste, plus ou moins lourds et indigestes. Les mets en hâchis et en farce, bouillis ou rôtis, dont le plus fameux est le *coubébé*, ne manquent pas non plus sur la table du riche ; mais les plats préférés sont le rôti et le *pilaf*. On sert aussi des plats particuliers le septième jour de la naissance d'un enfant. Les femmes surtout aiment le *doka*, poudre végétale qu'on obtient en torréfiant certaines semences ou herbes, et le *tahouna*, c'est-à-dire les résidus du sésame avec de la mélasse.

Autant l'Egyptien est friand de légumes, autant l'Arabe les abhorre. De la farine pétrie avec un peu d'eau et cuite sous la cendre, du lait, de la viande et du riz, quelques dattes et, dans certains voyages, un peu de gomme, voilà presque toute sa nourriture.

Les Juifs préparent leurs aliments avec de l'huile de

sésame, de même que les Coptes et, en général, tous les Chrétiens des églises orientales, du moins pendant les longues et nombreuses époques de leurs jeûnes.

Si les Egyptiens préfèrent une nourriture sèche, le Nègre l'aime liquide. Il mange volontiers, dans son pays, une bouillie de *baméas* (*hibiscus esculentus*) avec du foie crû, de la tripe ou de la viande légèrement grillée, du lait, du beurre, des fruits et, en cas de besoin, tout ce qu'il rencontre, tels que rats, souris, lézards, etc., etc.

Les Abyssiniens, comme on le sait, mangent chez eux la viande crue avec une sauce de poivre rouge. Ils font leur pain de préférence avec une graminée à petite graine qu'ils appellent *tef* (*poa abyssinica*). Les Orientaux musulmans mangent vite, et font leur principal repas le soir au coucher du soleil; quelques Chrétiens encore plus tard. On commence par le rôti et on finit par le pilaf; les autres mets se suivent sans règle et sans ordre, quant au goût et à la composition. On prépare et on sert les aliments dans des pôts et des plâts de cuivre étamés.

Les Européens et les personnes d'un rang supérieur ont soin de garnir leurs tables de presque tous les mets usités en Europe, excepté la viande de bœuf, qui n'est pas en usage au Caire, et cela par une bonne raison, c'est qu'elle y est rare et de très médiocre qualité. Les dindons, les canards domestiques et sauvages, les oies, les bécassines et les cailles y figurent, et, parmi les légumes, les asperges, les artichauts, les choux-fleurs, les épinards, la laitue, le pourpier, la chicorée, les aubergines, les *bamias*, etc., paraissent à leurs époques relatives. Parmi les fruits secs on trouve, outre les dattes, des noisettes, des pistaches, des figues, des noix, etc. Les dames aiment à manger du mastic. Outre les fruits cités, les grenades, les bananes, les fraises, les pêches, le raisin et même quelques pommes et quelques poires, avec le fruit de crême (*annona squammosa*), ornent la table des seigneurs. Le Nil fournit les poissons d'eau douce, Alexandrie et Suez ceux des deux mers.

La boisson ordinaire est l'eau du Nil, plus ou moins clarifiée, selon la condition des individus; elle est légèrement alcaline, même quand elle est pure, et elle mérite de figurer parmi les eaux les plus légères et les plus saines du globe. Au commencement de la crue du Nil, l'eau du fleuve est rendue infecte par une quantité de conferves et même d'infusoires; les gens aisés tirent alors leur eau des sahrigs. Les Orientaux boivent rarement à table : c'est ordinairement après le repas qu'ils prennent une tasse d'eau; mais beaucoup d'entre eux contractent l'habitude de se gorger d'eau dans les moments de la digestion stomacale. Les Chrétiens et les Juifs font usage d'eau-de-vie plutôt que de vin, et quelques Musulmans ont aussi pris cette habitude. Cette liqueur se fait communément de dattes, plus rarement de raisins. On la dit bonne. Si l'on considère le climat de l'Egypte et la sobriété des indigènes, on ne s'imaginerait pas que l'ivrognerie pût s'emparer de l'homme sous un ciel aussi ardent, et cependant ce vice y est fortement enraciné dans certaines classes de la société et chez des individus de presque toutes les nations. La classe des ouvriers Allemands et Maltais y fournit tout aussi bien son contingent que la nation des Coptes et des Arméniens. Il y a des individus vivant dans l'aisance qui passent leur vie dans une crapule perpétuelle, et de hauts dignitaires qui s'emplissent régulièrement de liqueurs toutes les nuits. Les plus sobres à cet égard sont les Musulmans natifs et les Arabes; cependant ils ont aussi leur boisson nationale fermentée : une sorte de bière qu'on prépare en soumettant à la fermentation du doura, de l'orge, ou même du pain séché, auquel on ajoute quelque narcotique; mais peu de personnes en font usage. Tous les Ethiopiens, et surtout les Nègres, sont habitués dans leurs pays à consommer une grande quantité de mérisa et de bilbil, deux boissons qui se préparent avec le doura, et qui diffèrent seulement par le degré de fermentation et par leur pureté relative. Dans leur patrie, les Abyssiniens boivent de préférence l'hydromel; mais au Caire il y en a peu qui conservent cette habitude.

L'usage du café et de la pipe est généralement répandu, même parmi les pauvres. Nous devons aussi faire mention du narghilé, pipe persane à l'eau, qui est le compagnon inséparable de beaucoup de personnes. De même que les opiophages deviennent plus rares de jour en jour, de même l'usage du hachich (chanvre) a diminué de beaucoup. On fume les feuilles tendres, et les capsules sans semences servent avec d'autres ingrédients aromatiques à faire des électuaires.

Les rafraîchissements qui, dans les pays chauds, sont presque aussi nécessaires que la nourriture, consistent en toute sorte de boisson plus ou moins sucrée, acidulée ou légèrement aromatisée, que l'on appelle cherbète (breuvage); outre le sucre, ce sont les citrons, les oranges, les tamarins, le sirop de roses, le sucre de violette, etc., qui en forment les ingrédients principaux. L'eau de réglisse se vend dans les rues. On emploie aussi, dans le même but, des confitures et des conserves de fruits, d'écorces ou de feuilles aromatiques avec de l'eau pure. L'eau de rose et de fleurs d'oranger sert ordinairement à aromatiser légèrement ces breuvages.

L'habillement du pauvre consiste dans une blouse en toile de coton pour l'homme, et dans une chemise longue de la même étoffe pour la femme; de petits caleçons forment un article accessoire. La ceinture ne manque presque jamais chez les hommes. Les individus obligés de travailler en plein air, comme les portefaix, les balayeurs et quelques porteurs d'eau, ont une chemise en laine brune, grisâtre ou rayée. La tête est couverte d'un bonnet en coton, en laine ou feutre. Voilà le costume de l'Egyptien, réduit à sa plus grande simplicité, même dans la capitale. Les habitants de la Haute-Egypte sont exclusivement habillés en laine. Le turban et les robes longues distinguent le chef de village, le bourgeois de toutes les classes et de toutes les religions, et le négociant de tous les degrés. L'état militaire se reconnaît à un uniforme qui se rapproche beaucoup du costume grec. Il y a beaucoup de personnes qui portent jusqu'à trois bonnets très lourds en laine, l'un emboîté dans l'autre. Les chaussures ne sont pas en usage dans la classe tout-à-fait pauvre, et l'emploi des bas est très rare, même parmi les individus de la classe aisée. Il est plus facile de se faire une idée des différents costumes des dames par les dessins qui en existent que par la meilleure description. Si le corps de la femme, en Orient, ne connaît pas généralement la contrainte du corset, la tête est ordinairement trop couverte, et les pieds ne le sont pas du tout; d'où résultent de graves inconvénients.

Quoique la religion mahométane enjoigne la propreté à ses sectateurs, la race égyptienne ne peut guère se vanter de posséder cette belle qualité. Malgré les lotions prescrites par la loi et les bains ordonnés dans beaucoup de circonstances, on rencontre dans le bas peuple une malpropreté rebutante, qui est encore plus remarquable sur les enfants que sur les adultes. Mais il faut avouer aussi qu'il est bien plus difficile d'être propre en Egypte que partout ailleurs, car une poussière fine et pénétrante charge continuellement l'atmosphère, et l'eau du Nil même, dans son état naturel, n'est rien moins que propre. La peur du *mauvais œil*, et le préjugé qu'on ne doit pas mouiller le corps des enfants dont les parents ont été infectés de la syphilis, sont les motifs pour lesquels les indigènes s'abstiennent, en général, de laver et de baigner les enfants. Nous passons sous silence l'usage des bains et les manipulations employées dans les bains publics dont le Caire abonde, cette matière ayant déjà été traitée dans beaucoup d'ouvrages. Le massage y est usité comme pratique habituelle des Orientaux dans le bain et dans d'autres circonstances.

Il serait hors de propos de tracer ici le tableau complet des mœurs et des usages des habitants du Caire ; mais il nous semble cependant indispensable d'en relever encore quelques-uns qui ont plus ou moins d'influence sur la santé. L'allaitement des enfants continue ordinairement jusqu'à l'âge de deux et, dans quelques cas même, de trois ans. Si les enfants du peuple se roulent presque toute la journée dans la poussière sous un ciel brûlant, les enfants des bourgeois et des nobles restent ordinairement à l'ombre dans les maisons. Ils ont presque toujours les pieds nus, tandis que leur tête est surchargée d'ornements attachés au bonnet. Une ceinture leur serre la poitrine, au lieu de maintenir le bas-ventre. Les enfants des pauvres s'exercent de bonne heure à la course et aux travaux manuels ; les riches envoient les leurs à âne ou à cheval dans les écoles ou dans les colléges. Les hommes se marient généralement entre quinze et vingt ans, et les femmes entre onze et quinze. Nous avons connu des femmes qui étaient mères à treize ans, et il n'est pas rare de trouver des grands-mères qui n'ont que vingt-huit ans, surtout parmi les Juifs. Les femmes enceintes se font souvent avorter sans le moindre scrupule, et celles qui sont stériles se droguent de toutes les manières, localement surtout, pour devenir mères. Toutes les pratiques et croyances que la superstition peut inspirer aux âmes faibles et sensibles sont, en Orient, l'apanage des femmes qui désirent être enceintes, de celles qui le sont, de celles qui sont à leur terme ou qui allaitent leurs enfants. C'est surtout le *mauvais œil* qui joue un grand rôle dans l'imagination des Orientaux, et les pratiques ridicules qu'on croit capables d'en neutraliser l'effet ne sont pas mieux basées que la chose même. L'accouchement se fait sur la chaise percée ; cet usage est tellement répandu et enraciné dans les esprits, qu'il est difficile d'y porter atteinte et impossible de l'abolir, malgré les inconvénients qu'il offre dans la plupart des cas. D'autres pratiques funestes et un régime incendiaire aggravent, surtout parmi les bourgeois et les nobles, cet acte qui se passe d'une manière aussi simple que prompte chez les femmes du bas peuple. Les mères tiennent ordinairement à allaiter elles-mêmes leurs enfants ; les maladies qui suivent l'accouchement les obligent cependant souvent d'employer des nourrices, qu'on choisit parmi les femmes indigènes, ou parmi les négresses. Les Egyptiens aiment peu le mouvement ; ils ne se remuent pas sans la dernière nécessité. Ainsi, à l'exception des marchands, des courtiers et des employés, qui sont obligés de vaquer à leurs affaires, on ne rencontre personne. Les femmes de la classe moyenne ne quittent jamais la maison, si ce n'est pour le bain ou pour quelque visite. En conséquence, les mouvements respiratoires se ralentissent, les organes s'affaiblissent nécessairement et un excès de graisse se développe par la surabondance du carbone. On se lève en général avec le soleil, on se retire au plus tard à son coucher et l'on se met au lit de bonne heure. Cependant, il y a aussi beaucoup de personnes qui aiment à veiller longtemps, surtout en été, pour jouir de la fraîcheur. Le pauvre s'enveloppe, pour dormir, dans une robe ou couverture de laine, et se couche sur la terre nue ou couverte d'une simple natte. La plupart des personnes aisées couchent aussi par terre, sur des matelas, qu'on étend et qu'on enlève à volonté. On trouve ainsi quelquefois une famille entière établie sous une espèce de tente en toile, en mousseline, ou en crêpe, pour se garantir des moustiques, et étendue sur des matelas monstres, le tout formant une colonie de toute couleur et de tout âge. Tout le monde dort plus ou moins vêtu En hiver, on allume du charbon dans des brasiers pour se chauffer, et les Fellahs se couchent déshabillés autour des fours.

DEUXIÈME SECTION.

MALADIES.

Depuis Prosper Alpin jusqu'à notre temps, les médecins ont considéré la peste, la dyssenterie, l'hépatite et l'ophtalmie, comme des maladies qui sont particulières à l'Egypte et par conséquent à la capitale. On y a ajouté la lèpre et l'éléphantiasis, avec quelques cachexies, comme les maladies chroniques propres à cette contrée. A peine les médecins français ont-ils fait mention de quelques fièvres et du scorbut parmi les maladies qui se sont présentées à leur observation. Aussi, le cadre nosologique est-il resté fort incomplet, et des conclusions erronées se sont-elles propagées sur les maladies de l'Egypte. Quoiqu'on ne puisse pas nier que toutes les maladies ci-dessus nommées ne soient endémiques, et quelques-unes même permanentes dans la capitale comme dans les provinces, il faut convenir qu'elles se retrouvent presque partout sur le bord de la Méditerranée et même dans l'Inde, que la peste disparaît pendant des années entières, et que ni la dyssenterie ni l'ophtalmie n'y règnent continuellement. On a fait peu d'attention à la constitution dominante des maladies ; on s'est fort peu occupé des épidémies qui ravagent le pays sans appartenir à la classe des maladies endémiques, et il ne se trouve presque rien dans les auteurs sur la différence qui existe entre le caractère de ces maladies et celui des maladies des pays plus chauds ou plus froids, point de vue essentiel pour toute philosophie médicale.

Le médecin qui se transporte tout-à-coup, des rives de la Seine ou du Danube, sur les bords du Nil, sera frappé, aujourd'hui, comme nous l'avons été il y a quinze ans, des phénomènes suivants, qui se présentent à la première visite d'un hôpital quelconque au Caire. Au lieu de rencontrer parmi les maladies aiguës de nombreuses inflammations des poumons, du cœur et des artères, il trouvera des affections du foie, de la rate et du canal intestinal, avec un caractère plus ou moins inflammatoire, et une marche tantôt aiguë, tantôt chronique. La fièvre typhoïde, qui est encore maintenant si funeste dans les capitales de l'Europe, ne se présentera que rarement et comme sporadique dans certaines races; en revanche, il trouvera la peste. Il verra la phthisie pulmonaire remplacée en grande partie par l'ulcération du gros intestin, et la scarlatine par la rougeole. En vain, il cherchera les affections cancéreuses, qui font le désespoir de la médecine en Europe. A leur place, il aura toute sorte de lèpre; maladies qui ne se prêtent pas mieux à donner une satisfaction complète sous le rapport de la thérapeutique. Les anévrismes seront remplacés par des tumeurs lymphatiques, et les hypertrophies des viscères internes par des tumeurs parasites extérieures de tout genre. Au lieu de ces phlogoses franches qui affectent, en Europe, les organes contenus dans les cavités supérieures, il verra des congestions rapides et fulminantes, qui frappent d'étranglement les viscères par un afflux de sang vaineux, sans le moindre signe d'une véritable inflammation. Si, dans certaines localités de l'Europe, ce sont les viscères de la cavité pectorale qui attirent son attention, ici ce sont les organes abdominaux; si les aphthes et d'autres formes exomthématiques de la surface interne du corps règnent dans les pays du Nord, ce sont ici toutes les affections imaginables de la peau qui se présentent à chaque instant. De plus, il sera étonné de voir certaines maladies établir de préférence leur domicile dans une certaine race d'hommes, et d'autres se modifier entièrement. Ainsi, les affections tuberculeuses et le taenia sont fréquents chez les Nègres; le typhus sans exanthème externe et sans ulcération interne, de même que les ascarides et les oxiures, chez les Fellahs; l'ophtalmie purulente, chez toutes les races étrangères plutôt que chez les indigènes; l'hépatite passant en suppuration chez les blancs, en atrophie et en endurcissement chez les natifs; la dyssenterie, bien plus aiguë et funeste chez les étrangers que chez les habitants du pays; la pierre, fréquente chez les blancs, et la chylurie chez les nègres, etc.

PREMIÈRE PARTIE.

MALADIES DE LA SURFACE EXTÉRIEURE DU CORPS.

Outre les véhicules ordinaires de contagion, les causes qui agissent d'une manière fatale sur la peau sont nombreuses et constantes au Caire. Nous regardons comme primitives, avec la chaleur jointe quelquefois à l'humidité, une poussière abondante et irritante par la quantité de nitre et de soude qu'elle contient; le défaut de propreté, et certaines parties de l'habillement, qui entretiennent un état congestif dans quelques parties du corps; enfin, les bains chauds et les frictions qui se font avec des substances irritantes. Nous considérons comme causes secondaires les affections nombreuses des voies digestives, et les cachexies qui sont en rapport avec la peau. La disposition à contracter les maladies de peau augmente singulièrement chez les étrangers qui viennent au Caire. Ainsi, pour ne pas parler des eczémas, etc., la petite vérole et la rougeole surprennent souvent les voyageurs qui ne font que traverser le pays.

Parmi les exanthèmes, il y a l'érythème, l'érysipèle, la rougeole et la rubéole, qui se rencontrent comme sporadiques ou épidémiques, comme primitives ou secondaires. La scarlatine est très rare et jamais fatale au Caire. Nous n'en avons vu que quelques cas en 1843, tandis qu'elle a eu plusieurs fois à Alexandrie une fin malheureuse. L'urticaire se rencontre aussi, mais plutôt sur des individus de la race blanche. Les Nègres sont sujets à l'érysipèle, mais nous n'avons pu distinguer l'érythème. La rougeole et la rubéole se caractérisent dans cette race par de petites élévations de la peau sur le visage et sur la face interne des avant-bras; chez les Abyssiniens elles donnent à la peau une couleur cuivrée sur un fond jaunâtre. La rougeole est souvent épidémique, et alterne avec la toux convulsive, qui en est la suite dans les cas où le régime a été mal observé. Nous n'avons remarqué que sur une seule fille la tuberculose à la suite de la rougeole. L'érysipèle du visage n'est pas rare, surtout chez les femmes d'un certain âge; celui du scrotum se trouve sur des individus qui travaillent à la chaux, et il finit par la gangrène : du reste, il est très rarement dangereux. La rubéole accompagne quelquefois le rhumatisme.

Les exanthèmes vésiculaires ont de nombreux représentants. La fièvre miliaire primitive est très rare; mais elle paraît quelquefois dans les cas de métropéritonite puerpérale et de rhumatismes aigus. L'eczéma se trouve comme l'E. rouge pendant tout l'été, principalement chez les personnes qui ont la peau délicate, si elles n'évitent pas toute sorte d'échauffement. L'E. chronique est très fréquent chez les individus qui abusent de l'eau-de-vie et des mets salés. Il se borne souvent au dos de la main et au scrotum; mais quelquefois il s'étend sur toute la surface du corps. C'est alors une des maladies les plus opiniâtres que nous ayons rencontrées. L'herpes attaque les lèvres sous la forme d'éruption critique dans les fièvres intermittentes, et le prépuce à la suite des irritations occasionnées par le coït. Le zoster n'est pas rare; il se trouve aussi chez les Nègres. La gale se rencontre souvent mêlée d'impétigo et d'ecthyma; il nous a été bien plus difficile de trouver l'acarus en Egypte qu'en Europe. La gale est une maladie très répandue dans le bas peuple et surtout dans l'armée. Elle occupe souvent les extrémités dans toute leur étendue, et produit des ulcérations. Les répercussions n'en sont pas rares en hiver, où elles peuvent devenir léthales. Nous avons rencontré la bronchite dans des cadavres, par suite d'une gale rentrée. La gale des animaux se communique facilement à l'homme, surtout celle des chameaux.

Parmi les formes bulleuses, le pamphigus se rencontre à l'état aigu, même sur les enfants encore à la mamelle. Nous avons vu le corps d'une femme couvert de cet exanthème; elle y succomba. Le rupia ne manque pas non plus, mais il est moins commun et moins dangereux que dans les climats froids.

Parmi les pustules, la variole exerce ses ravages, malgré la vaccination, qui souvent ne fait que provoquer le mal; cependant, elle a diminué d'intensité et de fréquence, depuis que l'on pratique plus généralement la vaccine avec exactitude et conscience. L'époque des épidémies de variole se trouve entre les mois de septembre et de mai. La chaleur de l'été paraît détruire ce venin et rendre inactive la matière vaccinale. Les éruptions varioliques se suivent rapidement chez le même individu. Nous avons vu paraître la varicelle sur un enfant deux ans après la vaccination, et trois ans après la variole. Tous ces exanthèmes suivent une marche extrêmement régulière. La varicelle se déclare souvent sans aucune espèce de mouvement fébrile; quelquefois, elle fait aussi son éruption par suite de la vaccination. La variole devient rarement confluente; elle tue dans la plupart des cas par la congestion cérébrale, avant la formation des croûtes, rarement après la desquamation. On sauve facilement les yeux avec un peu de soin. C'est faute de toute précaution qu'on trouve tant d'aveugles à la suite de cette maladie. Nous n'avons observé qu'une seule fois la complication de la variole avec les pétéchies : elle fut mortelle. La variole attaque les deux sexes jusqu'à l'âge de trente ans, tandis que la rougeole atteint même les individus de quarante ans. De toutes les races, ce sont les Nègres qui ont le plus de disposition à contracter la variole. Ils sont les premiers atteints dans les épidémies. A peine arrivés de leur pays, ils en sont ordinairement frappés. Cependant, chose incroyable! il s'est trouvé des cas bien avérés où l'exanthème, déjà développé à l'état de papules, avorta pendant les voyages dans le désert de Beyhouda. C'est sur les races de couleur qu'on étudie mieux l'anatomie de la pustule variolique. La vaccine se transforme souvent en croûte ecthymateuse sur des enfants lymphatiques ou cachectiques. On connaît les rapports intimes qu'il y a entre la peste et la variole : les épidémies de ces deux fléaux se suivent fréquemment. Rien ne prouve cependant jusqu'à présent la force préservative de la variole contre la peste.

L'ecthyma affecte principalement les enfants cachectiques aux jambes et les femmes aux cuisses ; il tourne cependant rarement en ulcération. L'impetigo figurata est bien moins fréquent que l'I. larvalis, qui épargne peu d'enfants à la mamelle. Il se borne rarement à la face, aux oreilles, ou au cuir chevelu : souvent le tronc et même les extrémités en sont affectés dans toute leur étendue, surtout chez les enfants doués d'un certain embonpoint et d'une constitution lymphatique. Nous avons vu quelquefois des conséquences graves amenées par la disparition rapide de cet exanthème, que les femmes du pays traitent souvent avec un onguent de deutoxyde de mercure et de bol d'arménie. La teigne est très commune dans presque toutes les races qui habitent le Caire. Le porrigo favosa affecte de préférence les Circassiens, les Syriens et les Fellahs, tandis que les individus de couleur sont plus sujets à d'autres exanthèmes du cuir chevelu, que l'on confond avec le porrigo. Le P. favosa acquiert souvent, faute de soins, un développement effrayant : alors la tête et une partie de la figure en sont couvertes comme d'un masque. Cette affection se communique facilement par le contact entre les différentes races. Nous avons vu une fille européenne gagner cette maladie à la face interne de la cuisse, en fréquentant une arabe qui l'avait à la tête.

Le lichen et le prurigo se rencontrent de préférence chez les Nègres. Le prurigo surtout n'en épargne presque aucun ; il est quelquefois entremêlé de vésicules galeuses. La cause unique de cet exanthème dans la race noire nous semble être la malpropreté et la cessation des onctions usitées dans le pays natal. Avant l'éruption, la peau paraît desséchée et couverte d'une poudre blanche qui se montre, au microscope, sous la forme cristalline ; tandis que, chez les Nègres, ce sont les extrémités et même le tronc qui sont le siége du prurigo, dans les autres races il se borne ordinairement aux parties génitales.

La lèpre squammeuse ou vulgaire est bien plus rare que le psoriasis. Nous n'avons vu que trois cas de la première, tandis que le psoriasis est une des éruptions les plus communes parmi les syphilides. Ces formes exanthémateuses affectent surtout les individus à peau blanche ou peu colorée. Parmi les Abyssiniens, ceux qui ont un teint clair sont encore sujets au psoriasis guttata ; mais d'autres formes, avec une hypertrophie plus considérable du derme, qui approchent du pians, commencent déjà à paraître dans cette race. Autant le pityriasis est fréquent, autant l'icthyose est rare ; nous n'en avons vu que quelques cas légers.

Parmi les colorations, qui sont ici encore plus fréquentes qu'en Europe, depuis la simple éphélide jusqu'à la teinte bronzée partielle, il s'est présenté un cas assez remarquable, dont nous devons faire mention : Un enfant, dont le père était turc et la mère égyptienne, était tout couvert de naevi noirs, et saillants comme des verrues ; toutes ces taches étaient hérissées de poils, elles se continuaient à la surface interne sans être cependant poilues.

Les décolorations, au contraire, sont fort rares. Nous n'avons vu aucun cas d'albinisme parfait, état qui paraît être aussi très rare parmi les peuplades nègres dans l'est de l'Afrique. Mais, à côté d'un excès dans la formation de la manière colorante, se trouve aussi le défaut partiel chez un grand nombre d'individus de toutes les races. Les deux sexes y sont également sujets. Nous n'avons pas remarqué que cette affection fut congéniale ; elle se développe depuis l'âge de neuf ans jusqu'à la vieillesse, principalement chez les individus d'un tempérament mélancolique. L'épiderme étant très mince, et le corps muqueux ayant disparu, ce vitiligo présente un aspect luisant. Il y a ordinairement insensibilité dans les parties malades. Cette affection, quoique confondue par quelques écrivains avec la lèpre, n'y a aucun rapport.

Avant de passer à l'examen des maladies qui ont leur siége principal d'abord dans la peau, et se propagent ensuite sur d'autres systèmes du corps, nous ne pouvons nous dispenser de faire mention de la grande fréquence d'éruptions furonculaires, qui sont quelquefois épidémiques pendant les chaleurs de l'été, époque à laquelle elles accompagnent souvent l'eczéma rouge. Il n'est pas rare de voir l'anthrax se développer au milieu de ces furoncles, sur des personnes corpulentes, d'un certain âge et à peau blanche. Il va sans dire qu'on rencontre aussi l'anthrax isolé ; traité convenablement et à temps, il n'est guère dangereux. Le flegmon et le panaris sont de la même catégorie, et se trouvent assez souvent chez les Nègres, tandis que nous n'avons pas rencontré d'anthrax dans cette race.

Les ulcérations simples de la peau ne sont pas fréquentes et se guérissent très promptement, de même que les blessures d'instruments tranchants. Il n'en est pas de même des ulcères, qui dépendent d'une cause générale quelconque ; la gangrène s'y met facilement, et la pourriture d'hôpital n'était pas rare, lorsque les hôpitaux étaient moins bien disposés et encombrés de malades. Un seul cas de gangrène sénile est arrivé à notre connaissance. Nous avons vu bien des fois l'ulcère de l'yémen (gangrène scorbutique) radicalement guéri dans les hôpitaux du Caire. On n'y rencontre presque jamais les ulcérations résultant de varicosités de veines ou de la goutte, mais quelquefois des ulcères scorbutiques et atoniques qui se cicatrisent difficilement. Nous passons ici sous silence les affections ulcéreuses qui ne sont que les symptômes de certaines dyscrasies. En général, les Nègres sont peu sujets à ces affections en Egypte, et ils en guérissent difficilement.

Les plaies découvertes et négligées sont souvent assiégées par des larves de la musca carnaria, qui y creusent des canaux nombreux. Ces parasites se logent aussi quelquefois sous les croûtes de la petite vérole, et même dans l'angle externe de l'œil et le conduit auriculaire, pour peu qu'il y ait excoriation.

CHAPITRE DEUXIÈME.

—

MALADIES APPARTENANT AUX DYSCRASIES QUI AFFECTENT EN GRANDE PARTIE LA PEAU.

I. Léproses.

Il est facile de trouver quelques échantillons de presque toutes les espèces de lèpre dans la capitale ; mais la forme la plus commune est la lèpre boutonneuse, qui nous paraît cependant aussi diminuer de fréquence et d'intensité. Nous l'avons observée plus souvent sur des habitants de la campagne que dans la ville, et avec une marche ordinairement chronique, et nous croyons encore aujourd'hui que cette maladie a la plus grande analogie avec le farcin. La lèpre est une maladie du système lymphatique, attaquant de préférence les parties dermoïdes et les organes gélatineux, la peau, les membranes muqueuses, les ligaments articulaires, les parties cornées et les os ; débutant par la tuméfaction des vaisseaux lymphatiques et des glandes dans les parties ci-dessus nommées, finissant par l'ulcération des tumeurs ; pouvant causer en outre la chute partielle ou totale des extrémités, et conduire à la mort par le marasme. Cette maladie est plus fréquente chez les Fellahs que dans les autres races, chez les hommes que chez les femmes. Voici les idées que nous nous sommes formées sur l'étiologie : D'un côté, un certain degré de chaleur met en activité le système de la peau ;

de l'autre, cette action est arrêtée par l'humidité ; de là, répercussion sur un élément de la peau disposé à recevoir ces influences, et sur une lymphe déjà plus ou moins altérée par la nourriture, dont faisaient et dont font usage les malheureux sujets à la maladie. Nous croyons que la nourriture en est la cause principale, parce que nous avons réussi à rendre la santé à quelques-uns de ces misérables, moyennant l'usage continu et exclusif du lait.

Le framboesia a été observé par nous, non sur les Nègres, mais sur quelques Fellahs militaires, et sur les Abyssiniens. Une variété légère de cette affection, qu'on appelle clave-ryaws à Surinam, se rencontre aussi quelquefois chez les esclaves qui viennent de l'Abyssinie. Cette contrée est en outre le siége du scherlier (mal de Fiume), qui attaque des individus de toutes les races. Le sibbens des Écossais ne s'est présenté qu'une seule fois à notre observation sur un officier français venant de l'Inde.

La pellagre est sporadique en Egypte ; nous en avons vu trois cas chez des Fellahs, dont l'un présente aujourd'hui, douze ans après notre première visite, la paralysie des extrémités supérieures, avec rétraction et atrophie des muscles. Le bouton d'Alep se développe au Caire sur des individus qui ont quitté la Syrie depuis quarante ans ; nous l'avons vu naître aussi sur des officiers anglais venant du Sinde, où il est également endémique.

II. Syphilides.

L'écoulement se rencontre bien plus fréquemment dans les races blanches que chez les individus de couleur. Les Egyptiens y sont moins sujets que les Européens. Leurs femmes en sont rarement atteintes quoiqu'elles ne portent pour la plupart qu'une simple chemise. Bien que la blennorrhagie cesse facilement d'elle-même avec quelques précautions, il n'est pas rare de trouver des individus, même dans le bas peuple, avec des rétrécissements de l'urêtre et des fistules urinaires, suite de ces affections. Nous n'avons jamais observé d'autres maladies secondaires provenant de la blennorrhagie, si ce n'est quelquefois des aphtes sur la membrane buccale et l'orchite, qui cèdent facilement à un traitement convenable. Le phimosis et le paraphimosis sont naturellement plus rares chez les personnes circoncises. Le chancre est moins malin que dans nos climats. Il siége ordinairement sur le prépuce, à la base du frénulum, surtout dans les blancs; il est phagédénique dans la plupart des cas. On le trouve endurci chez les Fellahs, où il attaque très souvent le gland, avec une perte de substance énorme dans le sens de la profondeur. Il n'est pas rare que les chancres se forment d'abord à la racine de la verge, sur la région pubienne; dans ce cas, ils acquièrent une étendue très considérable et l'infection générale marche d'un pas extrêmement rapide; rarement le malade échappe alors à la périostite. Quoique l'infection soit souvent produite par l'anus, on y rencontre rarement l'affection primitive, mais plutôt l'état condylomateux. Les formes secondaires font ordinairement leur apparition au bout de quatre à six semaines, avec une suite de symptômes fébriles. Les bubons sont plus rares que les exanthèmes, qui sont presque toujours accompagnés d'aphtes ou d'ulcérations dans l'arrière bouche et sur la membrane buccale. Il est très rare de rencontrer des ulcères perforants au voile du palais. Nous avons trouvé cette sorte de perforation chez des individus scrofuleux ou qui avaient fait usage de fumigations mercurielles. Les bubons avortent facilement; mais ils se cicatrisent à grand'peine dans les cas de suppuration, et ils passent souvent à l'état d'induration.

Si, parmi les Européens, les affections secondaires se développent au Caire une fois sur quinze dans les mêmes circonstances, cela n'arrive chez les Fellahs qu'une fois sur vingt. Nous ne connaissons pas assez les syphilides des Nègres pour en donner des résultats numériques. Les formes les plus communes sous lesquelles les syphilides se présentent, sont : l'erythème, les papules, l'eczéma, le psoriasis, le rupia, des furoncles, des ulcères, surtout dans les plis des doigts et des orteils, l'onglade, les tubérosités, des condylômes humides, secs ou encroûtés, et des collosités. Plus le teint d'un individu est foncé, plus les végétations anormales se rapprochent du pians. Souvent il se fait une éruption qui, à son début, ressemble entièrement à la varicelle. L'ecthyma vénérien a cela de particulier, qu'il produit des groupes d'ulcérations qui présentent un aspect de favus, en minant le tissu cellulaire au-dessous du derme. Cette syphilide laisse des cicatrices blanches, profondes et souvent très étendues. Les taches et les cicatrices vénériennes chez les races de couleur sont aussi remarquables en ce qu'elles sont toujours plus foncées que la peau normale des environs, excepté chez le nègre. Les affections tertiaires sont rares, et elles se bornent au périoste des extrémités dans la pluralité des cas. Trois fois seulement nous avons rencontré la carie du crâne. La syphilis se propage très fréquemment en Egypte par une autre voie que celle des parties génitales. Nous avons des preuves incontestables que des familles entières ont été infectées par la bouche. Quoique les Orientaux attribuent mal à propos la syphilis à la peur et à d'autres émotions de l'âme, on ne peut nier que de pareils accidents n'aient une grande influence sur l'éruption des exanthèmes. C'est une chose rare que de rencontrer des cas récents de mal vénérien pendant l'été ; le mal semble s'éteindre avec les chaleurs ; c'est aussi l'époque la plus favorable pour le traitement.

CHAPITRE TROISIÈME.

—

MALADIES DE L'APPAREIL DIGESTIF.

Outre les dyscrasies et les maladies internes qui affectent secondairement la bouche, la constitution dominante de l'hiver étant ordinairement catarrhale, les affections de toutes les membranes s'y rencontrent en abondance ; alors les inflammations de la membrane buccale sont très fréquentes. Des aphtes de tout genre se trouvent, du moins momentanément, chez la plupart des personnes. Les individus débiles sont sujets, surtout dans les hôpitaux, au noma, fléau qui détruit en peu de jours la joue entière jusqu'aux os ; nous l'avons toujours vu s'étendre de la seconde dent molaire à la mâchoire supérieure. La glossite aiguë est rare ; cependant nous en avons vu un cas terminé par un abcès. La langue est dans un état anormal chez la plupart des personnes, par l'abus du tabac et par des causes internes ; souvent on la trouve enflée, rouge et fendillée par des rainures tortueuses d'une espèce si singulière, que sa surface ressemble en petit aux circonvolutions du cervelet. Les habitants de la ville sont très sujets aux maux de dent de tout genre. La carie est plus commune que la nécrose. La résorption des alvéoles, avec un gonflement inflammatoire des gencives et un dépôt considérable de tartre, forme un état maladif tout-à-fait particulier, qui se rencontre parmi les classes aisées de la société. L'angine est une chose commune, surtout en hiver ; elle est très rarement gangréneuse. Les amygdales suppurent facilement, et elles s'endurcissent souvent. La parotide accompagne quelquefois le typhus ; elle se développe aussi spontanément avec deux caractères, dont l'un, bénin, coïncide avec les métastases sur les testicules, tandis que l'autre amène tous les symptômes d'une méningite secondaire, accompagnée de fièvre maligne. La grenouillette se rencontre quelquefois. L'estomac est peut-être, après la peau et les yeux, l'organe qui est le plus souvent affecté au Caire ; cependant, nous n'avons pu parvenir à rencontrer souvent la véritable gastrite aiguë, si ce n'est chez quelques Nègres, où l'autopsie montra la gangrène. Ces affections de l'estomac sont plutôt des états chroniques, qui commencent ordinairement par une irritation congestive ou inflammatoire, et qui finissent par le relâchement, l'empâtement ou le ramollissement de la muqueuse, surtout chez les enfants. Quelquefois il y a des ulcérations ; jamais nous n'avons trouvé le squirre ou le cancer. La mélanose n'est pas fréquente, et l'hémorrhagie stomacale est bien plus rare qu'en Europe.

Parmi les névroses de ces parties, nous avons remarqué quatre formes ou degrés : 1° La simple gastralgie avec vomissement, principalement le matin ; 2° gastralgie avec affection de la sphère du nerf pneumogastrique, accompagnée d'éructation gazeuse ; 3° des mouvements spasmodiques du diaphragme et de l'estomac, avec la tympanite, accompagnée de cris et de sanglots ; 4° la vraie colique de l'estomac, avec un teint plus ou moins plombé et des extrémités froides.

Sous le rapport chimique, le suc gastrique et le suc intestinal acquièrent souvent une trop grande acidité, compliquée de flatuosités. L'intestin grêle ne s'enflamme pas aussi souvent que chez nous. Les entérites franches sont rares dans ces parties.

La duodénite se rencontre chez les enfants avec engorgement aphteux des follicules muqueux de la bouche. Le gros intestin, en revanche, est le point le plus fatal dans la pathologie égyptienne ; c'est là que la mort se prépare, dans la plupart des cas, par le flux dyssentérique, qui est ou primitif ou secondaire. On peut dire sans exagération que près des trois quarts des maladies finissent par là. Quoique la dyssenterie aiguë cesse quelquefois pendant des mois entiers, la forme chronique se rencontre toujours. Outre le foyer épidémique général, qui atteint ordinairement sa plus grande extension depuis la seconde moitié de l'été jusqu'en hiver, il y en a de particuliers dans les fabriques, les camps, les casernes et jusque dans les hôpitaux. La forme aiguë est purement inflammatoire, ou bien elle a le caractère de la fièvre maligne ; dans ce dernier cas, sur trois individus, deux succombent infailliblement à la gangrène. La dyssenterie chronique est ordinairement folliculaire ; elle finit par passer à l'état d'ulcération et quelquefois de gangrène partielle. La lienterie suit la dyssenterie, quand celle-ci a produit de larges ulcères qui sont en cicatrisation. La cachexie aqueuse est une conséquence très ordinaire de la dyssenterie chez la plupart des individus dont la constitution est affaiblie. Quoique les auteurs soient allés trop loin en établissant une foule de variétés du flux dyssentérique, nous n'hésitons pas à soutenir, en nous appuyant sur la symptomatologie et sur l'anatomie pathologique, que la première offre des nuances qui se confondent cependant sur le cadavre, et que celui-ci ne présente que deux formes pour la dyssenterie aiguë et autant pour la chronique, sans compter les dyssenteries, suite d'affections tuberculeuses, etc. Nous nous sommes assuré, en outre, par des autopsies nombreuses, que le mal commence d'abord au rectum, d'où il monte vers le colon transversal, et, un peu plus tard, au cœcum, d'où il descend en même temps. Si la nourriture, les excès et les privations sont les causes principales des affections de la partie supérieure du canal intestinal, la différence de température de la nuit et du jour est la cause essentielle de la dyssenterie endémique, au centre de l'Afrique comme dans l'intérieur de la Suède. Les autres causes ne sont qu'accessoires. La dyssenterie alterne chez le même individu avec l'ophtalmie, les affections rhumatismales et l'asthme; quelquefois elle remplace aussi la ménorrhagie ; elle se complique souvent avec l'hépatite, mais sans aucun soulagement dans les cas graves ; elle calme aussi, jusqu'à un certain point, dans la dernière époque, les douleurs de la phthisie pulmonaire, dont elle n'est qu'un progrès fatal. Les étrangers, en général, les Nègres aussi bien que les Européens, sont plus susceptibles de contracter la dyssenterie, qui passe facilement chez eux à la gangrène. L'inflammation du cœcum se rencontre quelquefois tout à-fait isolée et très violente. La péritonite secondaire et la rupture de l'intestin en forme la crise fatale dans les cas graves.

Les hernies inguinales et ombilicales sont d'une fréquence incroyable. Elles se rencontrent souvent même chez les enfants nouveaux-nés. On a quelquefois observé l'incarcération ; mais la réduction réussit facilement. Nous connaissons un seul fait où l'opération fut pratiquée avec succès sur un individu, le troisième jour de l'incarcération.

Les vers intestinaux affligent toute la population. Les indigènes souffrent, dès leur enfance, de l'ascaris lumbricoïdes et vermicularis, de l'oxyuris et du trichocephalus. Rarement on ouvre un cadavre sans trouver les intestins grêles et le rectum occupés par quelques-uns de ces hôtes. Ils en sont quelquefois entièrement remplis. Ces parasites gagnent facilement l'estomac dans les maladies fébriles et sont alors rendus par le vomissement. Les Nègres, les Abyssiniens, et, parmi les Syriens, presque tous ceux qui sont natifs d'Alep ou des montagnes, sont affligés du tœnia-ata ou solium, dont on rencontre souvent aussi de petites colonies à côté de quelques ascarides. Le ver dragonneau (filaria medinensis) n'est pas endémique en Egypte; mais il y est fréquemment importé par les caravanes; il ne séjourne pas dans le tissu cellulaire intermusculaire seulement : nous l'avons aussi trouvé entre les lames du péritoine intestinal, mais à moitié ossifié.

Le ver enkysté, que nous avons découvert dans le foie et hors de son kyste dans le duodénum des Nègres, se rencontre aussi dans le foie de la girafe. En voici les caractères : Le kyste, dont le diamètre est à peu près d'un demi pouce, forme un anneau dont les parois se touchent. L'animal, mis en liberté par une incision, est long d'un pouce, large de deux lignes, cylindrique au dos, aplati au bas-ventre, arrondi en avant, pointu en arrière, et porte à la bouche quatre crochets disposés sur deux rangs. Il paraît articulé. Couleur des crochets, dorée; du corps, blanche; du canal intestinal, jaune ou verte. Deux rangées d'ouvertures en forme de stigmates au bas-ventre, deux cordons d'ovaires avec un organe projectile bifide et un filet nerveux, en forment les caractères anatomiques. Nous sommes encore dans le doute si ce parasite doit être rangé parmi les nématoïdes, ou si c'est la larve d'un insecte. Nous sommes persuadés que la génération des helminthes et de tous leurs semblables se fait au moyen d'œufs introduits dans l'organisme du dehors. Les ascarides se développent sous un régime végétal, et le tœnia de préférence chez les peuples qui font usage d'une nourriture animale, surtout si elle est crue, comme chez les Abyssiniens, les Nègres, les Druses, etc, qui ont presque tous le tœnia.

Les maladies du foie sont plus fréquentes au Caire que dans les parties méridionales de l'Europe; mais elles n'y présentent pas la même gravité que dans l'Inde. Ces maladies attaquent même les enfants à la mamelle. Elles deviennent plus rares après la quatrième année, et atteignent leur plus grande fréquence après la trentième. L'hypérhémie du foie est un état habituel chez les hommes de couleur, dont le sang est toujours plus ou moins infecté de bile, même dans l'état normal. Elle passe facilement à l'état d'apoplexie dans cette race, et la gangrène se déclare quelquefois chez les Nègres, entre le quatrième et le cinquième jour de l'hépatite. On distingue facilement, dans les autres races, l'hépatite superficielle ou péritonéale de l'inflammation du parenchyme. La dernière tourne plus aisément en suppuration chez les étrangers à peau blanche que chez les Fellahs qui, d'un autre côté, nous ont offert toutes les sortes d'atrophies granuleuses et lobulées. La véritable cirrhose de Laennec se rencontre aussi de préférence chez les Européens. L'hypertrophie, avec développement de graisse, se manifeste dans les enfants sous la forme jaune, et chez les Nègres avec une couleur brunâtre.

La phlébite hépatique n'a été observée qu'une seule fois sur un cadavre. Les calculs biliaires se forment indifféremment chez les individus de toutes les races, à l'exception des Nègres. La jaunisse aiguë résulte souvent aussi d'une suppression de transpiration. La manière dont l'acte respiratoire se fait dans les pays chauds, et le rapport qu'il y a entre la respiration pulmonaire incomplète et la fonction exaltée du foie, nous semblent expliquer entièrement l'étiologie. La différence qu'on remarque dans les diverses races nous paraît dépendre de la nourriture plutôt que de tout autre motif, abstraction faite de l'influence que l'organisation originaire doit exercer sur ces modifications.

La rate présente bien plus d'anomalies chez les Africains que dans les Européens. Ainsi, il n'est pas rare de rencontrer la splénite chronique chez des enfants d'une constitution rachitique, état qui tient ordinairement à un allaitement mal dirigé. La fièvre qui accompagne cette maladie ressemble à une fièvre de marais lente et continue ; c'est une sorte d'empoisonnement chronique. L'hypérhémie et la splénite aiguë attaquent surtout les Nègres. Cette dernière amène quelquefois la gangrène d'une manière assez rapide pour tromper le médecin le plus expert. L'hémorrhagie nasale du côté gauche et les symptômes de la plus profonde adynamie accompagnent infailliblement cette terrible maladie, contre laquelle nous ne connaissons point de remède.

CHAPITRE QUATRIÈME.

—

MALADIES DE L'APPAREIL RESPIRATOIRE ET CIRCULATOIRE.

La laryngite simple est rare. Le croup se rencontre plutôt en hiver qu'en été ; mais il n'acquiert jamais le même caractère épidémique que dans nos contrées, tandis que la toux convulsive prend souvent la forme épidémique, surtout avec la rougeole. La bronchite aiguë et principalement la chronique avaient pris une grande extension depuis l'épidémie de grippe qui régna dans l'hiver de 1839 ; mais depuis quelques années elles sont devenues moins fréquentes. La bronchite est souvent le précurseur de la phthisie tuberculeuse, tandis que l'asthme en paraît être le préservatif. Cet asthme, offrant presque en même temps les signes d'une irritation dans les bronches et de l'emphysème des poumons, doit ordinairement son origine à une cause rhumatismale ; il attaque les individus corpulents aussi bien que les personnes faibles et nerveuses, il alterne quelquefois avec la dyssenterie et les attaques d'ischiatique. Quoique le Caire nous ait offert un bon nombre d'asthmatiques, les personnes affligées de cette maladie s'y rétablissent quand elles viennent d'un climat plus froid. L'horrible état désigné par les praticiens sous le nom d'*angina pectoris* fut observé par nous une seule fois, compliqué d'hémoptysie.

La véritable pneumonie se rencontre pendant l'hiver, et même plus souvent qu'on ne croirait, surtout chez les Nègres; mais nous avons aussi trouvé l'hépatisation des poumons parmi les Fellahs. Les cas de pneumonie continuèrent pendant l'été de 1838, où ils prirent un caractère d'adynamie typhoïde ; mais, en général, cette maladie est bien moins fréquente et intense en Egypte qu'en Europe, et nous n'avons jamais trouvé de cas où elle n'ait cédé à la seconde saignée, quand on s'y prenait à temps. La pleurésie est soumise aux mêmes lois.

L'hémoptysie paraît être, dans les individus à peau blanche, le résultat d'un grand relâchement dans le système capillaire et d'un sang pauvre en fibrine; on la trouve aussi chez les personnes robustes qui sont sujettes aux congestions pulmonaires. Celles-ci deviennent souvent mortelles sous la forme d'apoplexie pulmonaire, chez les indigènes comme chez les étrangers, surtout à l'époque du khamsin. La télangiectasie a été observée sur quelques enfants aux lèvres, aux angles des paupières, etc.

Le cœur offre naturellement toutes les altérations qui se rencontrent dans les affections générales dont nous avons déjà parlé et dans celles dont nous parlerons plus tard. Parmi les maladies primitives, la cardite musculaire est rare; il n'en est pas de même de la péricardite dépendante de quelque cause rhumatismale, surtout sous la forme chronique avec ses conséquences. De tous les vices organiques, la dilatation partielle ou générale est la plus commune, de même que les ossifications inhérentes à la vieillesse. Une seule fois nous avons trouvé l'hypertrophie du cœur avec celle du foie et de la rate chez un individu de la Haute-Egypte. Nous n'exposerons pas ici nos idées sur les palpitations de cœur, si fréquentes parmi la population mâle de l'Egypte, parce que nous les croyons secondaires, comme dans la chlorose.

La phébite, soit primitive, soit secondaire, est, en général, peu fréquente, si ce n'est à la suite de la pyhémie ou d'une saignée faite avec de mauvais instruments; elle est extrêmement rare après les opérations chirurgicales, dont les résultats, soit dit en passant, sont bien plus satisfaisants qu'en Europe. Cependant, dans les cas rares où les malades succombent à la suite de grandes opérations, on rencontre de grands abcès dans le tissu cellulaire ou dans les poumons. La congestion et le flux hémorrhoïdal sont répandus dans toutes les classes de la population. La pléthore abdominale, condition déjà physiologique des habitants, à cause de la prédominance des viscères du bas-ventre, les engorgements fréquents du foie et de la rate, la dyssenterie, une nourriture qui rend la défécation difficile et fréquente, les abus sexuels de tout genre, la manière de se tenir assis, etc., sont autant de causes permanentes qui agissent sur les organes abdominaux et en particulier sur le rectum. Il est rare que ces congestions déterminent les hémorrhagies internes. L'anus est toujours entouré de bourrelets, de boutons, quelquefois avec une chûte partielle du rectum. On y trouve constamment des excoriations, des gerçures ou des excroissances polypeuses. Ce mal est souvent héréditaire, et il est fréquemment accompagné de coliques nerveuses ou congestives. Le symptôme le plus constant est la défécation incomplète et difficile d'où résultent des phébites locales, des phlegmons, et, en conséquence, des fistules, enfin, une cachexie jointe à l'anémie qui doit dépendre en partie de la résorption des matières fécales.

CHAPITRE CINQUIÈME.

—

MALADIES DE L'APPAREIL VROPOÉTIQUE ET GÉNITAL.

Les autopsies faites dans les hôpitaux militaires nous ont d'abord donné des preuves que les maladies des reins sont extrêmement fréquentes, mais souvent ignorées. La pratique en ville et un examen scrupleux des urines, nous ont entièrement convaincu que la fonction des reins est peut-être aussi souvent troublée en Egypte que celle de la peau. Des altérations sourdes et lentes du tissu en résultent immanquablement, et nous ne croyons pas trop nous éloigner de la vérité en avançant que sur trois cadavres il y en a à peine un dont les reins soit dans l'état normal. Nous ne nous cachons pas, du reste, qu'un grand nombre de ces altérations doit être considéré comme secondaire. La conformation même des reins présente des variations nombreuses, comme le rein lobulé, le rein en forme de fer à cheval, etc. L'hypérhémie rénale est une maladie très commune chez les enfants comme chez les adultes ; elle est souvent accompagnée d'hématurie.

La néphrite aiguë se rencontre quelquefois en été chez beaucoup d'individus des deux sexes ; cependant, elle afflige de préférence les hommes blancs ; elle règne chez les paysans sous la forme chronique. La néphrite albumineuse (maladie de Bright) a été observée par nous principalement sur des individus atteints de syphilis. Nous croyons qu'il existe un rapport entre ces deux maladies. Le diabète sucré est extrêmement rare ; on en rencontre cependant quelques cas chez les habitants des villes de la côte qui se sont toujours mieux trouvés en venant habiter le Caire. La galacturie n'est pas rare dans la capitale ; nous en avons observé plusieurs cas pendant les derniers mois de notre séjour. La gravelle et les calculs sont des maladies endémiques en Egypte ; ainsi, on en trouve un bon nombre au Caire. Leur composition varie surtout selon l'âge et la nourriture des individus. L'acide urique nous a toujours paru prédominer dans les calculs des enfants et des individus qui tirent principalement leurs aliments du règne animal, tandis que l'oxalate de chaux et les phosphates sembleraient se développer de préférence sous l'influence d'une alimentation végétale et à un âge plus avancé. Il va sans dire que les altérations qui dépendent de l'action mécanique des calculs et de la gravelle dans les reins, dans les uretères et dans la vessie, correspondent à la durée et à l'intensité de cette action. La dysurie et l'énurésie sont rarement primitives.

Les maladies qui affectent les parties génitales sont plus rares et moins cruelles qu'en Europe, à l'exception de celles qui dérivent de la syphilis. On rencontre quelquefois chez l'homme comme vice de conformation l'hypospadias et l'inversion de la vessie. Le phimosis n'est pas rare chez les enfants mâles, et la blennorrhagie scrofuleuse se rencontre quelquefois chez les filles. La leucorrhée dérivant d'autres causes que du virus syphilitique est rare : si elle existe chez les femmes qui habitent la ville, c'est parce qu'elles se laissent trop souvent entraîner à l'emploi de moyens toniques incendiaires par le désir de la conception. Le même motif et l'avortement artificiel leur occasionnent des métrites aiguës et chroniques, des endurcissements au col de la matrice, des érosions, des blennorrhagies utérines, etc.; mais ces affections conservent un caractère bénin dans la généralité des cas, et le squirre ne s'observe que sur quelques femmes nées en Europe. Le cancer médullaire n'a été constaté qu'une seule fois sur une femme du pays. Les mêmes observations s'appliquent aux ovaires et aux mamelles. Quoiqu'il ne soit pas rare de trouver des phlegmasies chroniques des ovaires, les tumeurs de tout genre et les dégénérescences qui affligent nombre de femmes dans les pays du Nord, y sont très peu communes. Le flegmon des mamelles, suite d'un régime trop lourd et trop abondant, règne quelquefois presque épidémiquement parmi les femmes en couche; les gerçures des mamelons tourmentent principalement les blanches; mais les dégénérations squirreuses, etc., se montrent rarement. Les anomalies de menstruation, à peine connues dans le bas-peuple, sont fréquentes dans les classes supérieures de la société. L'inactivité du corps, jointe à un travail d'imagination trop intense, est la cause principale de la dysménorrhée et de l'aménorrhée, pour ne pas parler des causes mécaniques déjà mentionnées. Celles-ci, réunies à la chaleur du climat, produisent souvent l'état contraire, c'est-à-dire des hémorragies utérines, qui affligent surtout les femmes blanches, principalement à l'approche de l'époque climatérique. Quoique ces pertes continuassent quelquefois pendant plusieurs années, nous n'avons pas remarqué qu'elles eussent des suites funestes.

Le prolapsus de la matrice est assez fréquent. La métro-péritonite puerpérale s'observe dans la ville, de même que ces altérations dans le cours de la menstruation, et quoiqu'elle n'ait jamais l'étendue de nos épidémies, elle est cependant plus ou moins sous l'influence de la constitution régnante. Dans la plupart des cas, elle se borne à la matrice et au péritoine; quelquefois, elle se complique avec la péricardite métastatique, plus rarement avec la méningite. Elle a des rapports avec la dyssenterie maligne, combinaison qui s'observe chez des femmes d'une constitution détériorée ; cependant elle finit bien dans la plupart des cas ; alors, elle est souvent suivie de la métrite chronique, qui cède enfin aussi à un traitement convenable. Le sparangose *(phlegmasia alba* des Auteurs) est extrêmement rare, tandis que le simple œdème des extrémités inférieures et les varices se rencontrent chez un grand nombre d'individus. Les conséquences des affections précitées sont aussi en général les causes de stérilité. Nous avons rarement rencontré des vices de conformation, soit dans les os du bassin, soit dans les parties génitales. L'hystérie, inconnue aux paysannes, ne l'est pas aux femmes du monde. Nous en avons trouvé des cas jusque dans les palais, où elle se communique quelquefois d'une femme à l'autre, absolument comme dans nos hôpitaux. Nous ne terminerons pas ce petit aperçu sans exprimer nos regrets de n'avoir pu tirer de l'anatomie pathologique des éclaircissements plus précis sur les maladies des femmes ; car les usages en défendent l'autopsie même dans les établissements publics.

L'appareil génital de l'homme est naturellement bien moins sujet aux maladies. L'orchite laisse des endurcissements, mais ils sont ordinairement d'un caractère bénin. Nous n'avons vu que quelques cas de squirre du testicule, jamais le cancer. L'hydrocèle est une des maladies les plus fréquentes dans le pays. La constitution lymphatique des habitants et les phlegmasies lentes qui s'ensuivent, la négligence dans le traitement des affections primitives, le relâchement des bourses, causé par les lotions, les bains et l'ampleur des habits, peuvent suffisamment en expliquer l'étiologie. La varicocèle se rencontre chez des jeunes gens qui ont l'habitude de se tenir debout pendant la plus grande partie de la journée, et de se serrer le bas-ventre avec des ceintures. L'atrophie des testicules *, se voit chez des personnes usées ; mais nous ne

* Beaucoup de jeunes gens paraissent être affligés de cette maladie ; mais nous avons pu constater par l'observation que le développement normal suivait plus tard cette atrophie apparente.

l'avons jamais trouvée aiguë ni funeste. L'impuissance vient plus souvent d'une altération de la moëlle épinière que d'une affection quelconque de l'appareil génital. Elle est bien plus rare au reste qu'on ne pourrait le penser si l'on considère les abus prématurés, sanctionnés par les lois et les usages. L'inflammation, l'hypertrophie, l'atrophie et la dégénérescence de la prostate sont des accidents bien plus rares que dans nos pays.

CHAPITRE SIXIÈME.

MALADIES DU SYSTÈME NERVEUX.

Le cerveau est, après l'appareil digestif, l'organe qui souffre le plus dans la première enfance. Cette disposition maladive diminue avec les progrès de l'âge, sans disparaître entièrement. Le peu qui en reste suffit, avec la puissance des causes extérieures pour déterminer fréquemment des affections encéphaliques. La chaleur, la direction presque verticale des rayons solaires, les rapports électriques, etc., sont des modificateurs trop violents et trop répandus pour que les êtres organisés puissent se soustraire à leur influence. Le régime alimentaire des habitants de la ville et de la campagne, l'abus des boissons alcooliques, et même l'habitude de trop se couvrir la tête, sont les causes accessoires : elles agissent comme provocantes ou comme secondaires, en créant des troubles dans les fonctions des viscères du bas-ventre. Les congestions cérébrales s'observent dans tous leurs degrés, à tout âge, dans les deux sexes et dans toutes les races. Du simple afflux momentané de sang à l'hypérhémie chronique, de l'état sablé à l'état caverneux du cerveau, on rencontre dans la pulpe cérébrale toutes les nuances de l'état congestif, inflammatoire et apoplectique. La gravité et la fréquence des cas ne coïncident cependant pas toujours avec le plus haut degré de chaleur. C'est tout aussi souvent pendant la transition de la saison fraîche à la chaude, et à l'époque du khamsin, que les accidents ont lieu. Ils ne disparaissent pas absolument en hiver ; mais alors ils attaquent plutôt les vieillards.

L'insolation, cet état encore trop peu étudié dans ses rapports anatomiques, s'observe aussi avec les premières chaleurs comme au milieu de leur règne. Une espèce d'adustion érysipélateuse du premier degré avec sécheresse de la peau, et une méningite très violente avec la congestion dans la pulpe du cerveau, nous ont paru être les éléments de cette maladie qui, du reste, ne se développe que quand la peau est sèche. Un état congestif du foie s'y joint ordinairement. L'anéantissement complet de l'évaporation, jointe à l'action du calorique lumineux, est la cause de cet état. Dans les cas foudroyants, la congestion cérébrale seule atteint son plus haut degré. Les individus de couleur ne sont pas plus exempts des congestions cérébrales que les autres. Ils succombent quelquefois à l'hémorrhagie cérébrale ; mais nous n'avons jamais remarqué en eux les effets de l'insolation. Les paralysies qui suivent les hémorrhagies n'offrent chez eux rien de particulier, si ce n'est une plus grande difficulté à les guérir. On ne peut nier que les congestions cérébrales ne cèdent chez les Nègres à des moyens très simples, que les hémorrhagies ne soient plus rares chez eux, et que la difficulté de les ramener à l'état normal ne soit en rapport avec le haut degré de congestion nécessaire pour produire dans leur cerveau le foyer apoplectique. Les accidents résultant de l'encéphalite, tels que l'atrophie, le ramollissement et l'endurcissement, se rencontrent rarement, et moins encore la formation des produits accidentels. Des tubercules ont été observés sur un Européen ruiné par la vérole ; des pyocystes, sur un Fellah. Nous avons vu quelques cas de ramollissement primitif. Le défaut de symétrie et l'endurcissement partiel du cerveau sont, de même que l'épanchement méningien, les états maladifs que nous avons rencontrés sur le cerveau de quelques aliénés.

Si le cerveau s'affecte de préférence chez les adultes, les enfants sont très sujets aux maladies des méninges, et un tiers des nourrissons y succombe déjà à l'époque de la première dentition. On remarque dans les enfants à la mamelle deux états différents, quant à la conformation du crâne et de l'encéphale. Chez les uns, il y a ossification prématurée des fontanelles, tandis qu'elle est en retard chez les autres. La première classe présente un aspect florissant et des formes très bien développées : mais les phénomènes de la compression cérébrale commencent à paraître dès le sixième mois de la naissance, et la méningite parcourt ses périodes régulièrement et rapidement. Chez l'autre, il y a une teinte d'hypertrophie cérébrale, et les attaques de congestion et de méningite se répètent souvent. Cette dernière passe quelquefois à l'état chronique d'hydrocéphale, ou bien cet état se produit tout d'un coup, sans être accompagné des symptômes qui caractérisent la méningite. Il y a des familles où l'une de ces deux formes se rencontre chez tous les enfants, qui succombent entre le septième mois et la quatrième année de leur âge. Une autre forme d'hydrocéphalite provient de l'épuisement causé par les affections du bas-ventre. Les deux premières affections se caractérisent par le vomissement, celle-ci par la diarrhée. Nous avons observé, en outre, que les convulsions dépendent de quelque irritation du tube digestif, ou sont héréditaires chez des enfants dont les mères sont affligées d'hystérie. Dans le premier cas, le danger est peu considérable, et dans l'autre nous n'avons jamais vu naître des conséquences fatales. Toutes ces affections qui sont le fléau d'une génération naissante, sont l'apanage des races étrangères à peau blanche. Nous les considérons comme la cause principale qui rend la propagation de ces races si difficile sur le sol égyptien. Une rapidité extrême dans le développement précoce de l'encéphale, qui dépend de la force végétative dont la nature égyptienne est douée au plus haut degré, et la délicatesse de l'organisation qui ne peut résister à l'excès de la chaleur, nous semblent être les motifs de ce phénomène, qu'accompagne ordinairement un développement excessif du foie.

La moëlle épinière souffre en proportion de la prédisposition de l'encéphale, et elle se trouve exposée en outre à des congestions et à des irritations dans sa moitié inférieure par les abus sexuels, par les affections néphritiques et hémorrhoïdales. La myelo-méningite, suivie de paralysie, dépend souvent d'une cause rhumatismale. Les hémorrhagies qui se bornent à la moëlle épinière, et qui conduisent aussi à la paralysie, ne sont pas très fréquentes.

Le tétanos se rencontre à peine au Caire, tandis qu'il est fréquent à Alexandrie. Le délirium-tremens ne se trouve presque pas parmi les natifs, mais on l'observe chez les étrangers; il finit ordinairement par devenir léthal sous la forme de méningite.

L'épilepsie attaque toutes les races. Chez les Nègres, elle dépend ordinairement de la présence du ténia. La catalepsie, la chorée et l'éclampsie n'ont été observées que sur les étrangers. Le somnambulisme n'est pas connu des habitants. La rage existe en Egypte comme en Algérie, mais elle est rare. Nous n'en avons vu qu'un seul cas bien constaté chez un enfant copte, pendant tout le temps de notre séjour au Caire

La migraine a été observée par nous avec des circonstances très variées; par exemple : comme purement congestive, comme nerveuse et périodique, comme provenant d'une dent cariée ou de quelque dérangement dans les viscères du basventre, etc. La nostalgie est un des fléaux les plus terribles, pour la race nègre, surtout dans l'état militaire. Elle conduit à la dyssenterie, à la phthisie, ou au marasme, sans aucune lésion organique appréciable.

ALIÉNATIONS MENTALES.

Les troubles de la raison, qui agitent d'une manière si funeste la société européenne, se bornent en Egypte à quelques affections qui résultent plutôt d'une organisation vicieuse du cerveau ou de la misère, que des nombreuses vicissitudes de la vie, qui amènent des milliers de malheureux à la Salpétrière et à Bicêtre. Le nombre des aliénés n'est pas grand au Caire. Si nous avons trouvé, dans la visite faite à l'hôpital en 1846, vers la fin d'avril, quarante-cinq femmes et trente hommes détenus comme aliénés, il faut considérer que plusieurs provinces de l'Egypte avaient fourni leur contingent. Parmi la race indigène, l'idiotisme, la manie, la démence et la mélancolie sont les formes habituelles sous lesquelles se manifestent les troubles des fonctions intellectuelles. Mais, en général, surtout quand ils sont incurables, une conformation vicieuse du crâne annonce une organisation défectueuse du cerveau. Des paralysies suivent fréquemment le délire, et viennent confirmer encore, à la fin du drame, l'origine d'un mal sans remède. Ainsi, un front tout-à-fait déprimé indique, dans la plupart des cas d'idiotisme, un défaut de développement dans les lobes antérieures du cerveau. Des lèvres épaisses et un nez applati se joignent ordinairement à cette conformation du crâne. Dans les maniaques, au contraire, nous avons observé que les régions temporales étaient comprimées, et que le crâne s'élevait de là en forme pointue ou pyramidale. Bref, la forme ovale avait toujours plus ou moins perdu de son type primitif. Le délire se restreint toujours à un cercle très borné, qui a rapport à la vie domestique. Le désir des aliments, de l'argent, du mariage et de la progéniture en forme le sujet ordinaire. La physionomie de ces malades porte l'empreinte du malheur plutôt que de la perversité. La peur, les chagrins et, chez les femmes, la jalousie, sont presque toujours les causes provocantes. Il n'est pas rare de trouver, dans de certaines années, à l'époque du printemps, un nombre plus considérable d'individus affligés de mélancolie ou de manie transitoire. La manie est rarement permanente, et elle n'arrive jamais, pendant les accès, au même degré de violence que chez nous. Quelquefois, la monomanie religieuse a porté des individus à en attaquer publiquement d'autres d'une croyance différente. La monomanie des grandeurs est tout aussi rare que la nymphomanie. La mélancolie attaque surtout les hommes. Les Nègres sont plus sujets à la manie qu'à toute autre sorte d'aliénation mentale. Les Syriens présentent éminemment la conformation du crâne maniaque; néanmoins, la mélancolie ne leur est pas étrangère. Les Européens du Caire ne sont pas exempts de ces affections. Le séjour de l'Égypte influe puissamment sur les facultés, dès les premières années. La mémoire et le jugement souffrent considérablement, tandis que l'imagination s'exalte; une grande irritabilité se développe d'abord, et cède plus tard à un état de flegme ou d'apathie permanente. Des aliénations mentales, sous la forme de démence, ont aussi été observées sur plusieurs individus.

CHAPITRE SEPTIÈME.

—

FLUXIONS.

Les maladies catarrhales règnent souvent avec un caractère épidémique à l'époque de la fraîcheur. La forme la plus commune est le catarrhe descendant, que les habitants désignent sous le nom de *nesla* ; car cette affection commence ordinairement par les membranes muqueuses de la tête, et se communique le troisième jour, au plus tard, à la membrane muqueuse des bronches. Abandonnée à elle-même chez des sujets sains qui prennent quelques précautions, elle cesse vers le septième jour avec un léger relâchement. Le corysa et le catarrhe des oreilles sont assez fréquents. Dans ce dernier, c'est rarement l'otorrhée * qui se forme ; c'est plutôt une quantité immense de cérumen brunâtre, qui finit par boucher les conduits auriculaires. Depuis 1839, la grippe proprement dite est venue visiter la capitale à différentes reprises pendant l'hiver. Nous en avons observé des foyers particuliers parmi les troupes, où elle finissait souvent par la pleurésie avec épanchement. Nous ne l'avons jamais trouvée

* L'otorrhée se rencontre chez les scrofuleux et chez les individus affectés de quelque maladie du cerveau. Le furoncle et la croûte laiteuse attaquent souvent le conduit externe de l'oreille.

dangereuse dans la ville, si ce n'est chez quelques sujets ayant déjà une lésion grave dans les viscères de la poitrine. Sa durée ordinaire est de quinze à vingt jours. Les nègres sont tout aussi sujets que les blancs aux affections catarrhales; ils le sont même davantage au Caire.

Le rhumatisme, soit simple, soit compliqué d'affections catarrhales, existe toujours; cependant, ce n'est pas au cœur de l'hiver qu'il devient épidémique, mais plutôt à la fin de l'été. L'année 1193 de l'hégire, et l'année dernière, furent remarquables par le rhumatisme aigu, sous la forme épidémique, attaquant de préférence les genoux, et accompagnée d'une éruption rubéolique. Peu d'individus furent épargnés. Nous avons rencontré le rhumatisme sous toutes les formes et dans toutes les parties du corps, comme en Europe; il attaque souvent les articulations, surtout celle du genou, et il alterne ou se complique alors aisément avec la péricardite. Cet état se trouve sous la forme aiguë et chronique. Une partie des individus affligés de palpitations du cœur appartiennent à cette catégorie. Chez les femmes corpulentes, le rhumatisme se fixe souvent à l'une des épaules ou à la région lombaire; il attaque la peau aussi bien que les parties fibreuses, les aponévroses, la plèvre, le névrilemme et les meninges de la moëlle épinière; mais plus rarement celles du cerveau. L'ischiatique est une des formes les plus communes. On trouve des individus affligés de périostite dans la région tibiale, avec formation de callosités par suite des rhumatismes, sans qu'il y ait le moindre soupçon fondé de mal vénérien; dans ce cas, il alterne quelquefois avec l'ischiatique.

Malgré la fréquence et l'étendue des fluxions, on ne peut nier que leur durée ne soit en général moins longue qu'en Europe, et leur guérison plus facile et plus radicale, quoiqu'elles restent souvent abandonnées aux forces de la nature. Outre les rapports électriques, qui sont aussi puissants dans la production que dans la guérison du rhumatisme, nous croyons que les grandes variations de température, jointes à la sécheresse, sont plus favorables au développement du rhumatisme, et que, jointes à l'humidité, elles sont plus propres à créer les affections catarrhales. Toutes ces circonstances se trouvent alternativement en jeu au Caire, tandis que le froid sec de l'intérieur des déserts, suivi d'une chaleur diurne intense, frappe les articulations de raideur et les extrémités d'immobilité, sans réagir sur les membranes muqueuses. Les Nègres ne sont nullement exempts de rhumatismes, comme on l'a prétendu.

La goutte a été considérée par plusieurs auteurs comme étrangère à l'Egypte. Nous regardons comme un pur hasard qu'ils n'aient pas rencontré cette maladie, qui existe surtout parmi les femmes d'un certain embonpoint, condamnées au repos et à un régime trop succulent. La goutte attaque souvent, au Caire, la tête et l'organe de la vue sous la forme de kératite, d'irrite et de glaucome.

CHAPITRE HUITIÈME.

MALADIES RÉSULTANT DES AFFECTIONS DU SYSTÈME LYMPHATIQUE ET DU SYSTÈME SANGUIN.

Le système lymphatique souffre plus ou moins dans la plupart des individus. Depuis la simple fluxion catarrhale du cou, compliquée d'engorgements glandulaires, jusqu'à l'horrible altération de toutes les glandes dans la peste, il y a toutes les nuances imaginables. L'engorgement chronique de quelques glandes, soit au cou, soit sous les aisselles ou aux aines, dans la cavité de la poitrine ou dans celle du bas-ventre, est le partage de presque tous les individus cachectiques, dont le nombre est excessif.

Les affections scrofuleuses abondent dans la ville du Caire, et présentent des différences remarquables selon les races. C'est ordinairement le bas-ventre seul qui en paraît affligé dans les enfants indigènes, sans qu'il y ait d'engorgements à la périphérie. Nous n'hésitons cependant pas à déclarer que cette prétendue affection scrofuleuse du mésentère n'existe pas dans la pluralité des cas où les enfants présentent ce développement du bas-ventre, excessif par rapport aux extrémités. Ce n'est souvent que le résultat d'une simple tympanite habituelle, qui provient d'une nourriture lourde et de la présence des vers intestinaux. Cet état commence à se modifier dès l'âge de quatre ans, tandis que la véritable maladie scrofuleuse ne disparaît qu'à l'âge de la puberté, en Egypte comme partout ailleurs. L'insolation à laquelle l'enfant du pauvre Fellah est presque continuellement exposé, nous paraît être la cause principale par laquelle les scrofules s'établissent chez lui dans l'abdomen plutôt que dans les autres régions du corps. Dans quelques cas rares, où la maladie est périphérique, chez les paysans, elle se borne presque toujours à de simples engorgements, qui se résolvent plus tard sans venir à suppuration. Les quartiers les plus étroits et les plus sombres sont ceux où les scrofules établissent leur siége en permanence, comme par exemple dans le quartier juif. Sans nier l'influence de la nourriture, qui d'ailleurs est différente selon les races, sur la naissance et la marche de cette maladie, nous croyons que l'air peu renouvelé, infect et humide, et le défaut d'insolation en sont les causes principales; abstraction faite de l'influence exercée par la constitution des parents mêmes. On pourrait nous objecter que la même maladie se rencontre aussi dans les palais; mais les enfants y étant également privés d'air et de soleil, sont susceptibles des mêmes affections. La phthisie scrofuleuse, ou la péritonite avec épanchement, est quelquefois la dernière scène de ce drame chez les adultes. Nous avons disséqué des cadavres d'individus de vingt à trente ans, qui avaient vécu sous l'influence de circonstances défavorables, et qui présentaient toutes les altérations particulières au carreau, telles que les ulcères fistuleux des glandes périphériques, et des engorgements glandulaires, mortels dans les cavités, surtout dans celles du bas-ventre. La phthisie scrofuleuse sévit principalement contre les Nègres, qui sont aussi très sujets aux abcès par congestion.

Le goître est très rare chez les paysans; le crétinisme est également inconnu en Egypte. Les Abyssiniens, au contraire, sont sujets aux engorgements et à la dégénérescence de la glande thyroïde. Le même phénomène s'observe chez quelques habitants aisés de la capitale.

Le rachitisme est bien plus rare que les scrofules ; on le rencontre surtout dans les classes supérieures de la société et chez les enfants d'extraction mixte (mulâtres); nous ne l'avons vu ni chez les enfants des Fellahs ni chez les Nègres Il y a encore des nains dans la race éthiopienne, entre autres chez les Barabras ; mais nous n'en avons pas trouvé parmi les Nègres. Le rachitisme se manifeste quelquefois, dès les premiers mois qui suivent la naissance, par l'enflure des épiphyses et par une certaine flaccidité des chairs. Il se borne aux os de la jambe chez quelques enfants ; mais il devient universel dans le plus grand nombre de cas : la poitrine s'enfonce des deux côtés, quelquefois d'une manière incroyable, tandis que le sternum forme une sorte de crête et que les fausses côtes font saillie en-dehors ; aussi la maladie se termine-t-elle par des pleurésies, des péricardites, et enfin par des pneumonies avec ulcération, endurcissement ou ramollissement des poumons, à moins que ce ne soit par l'hydrocéphale, la splénite chronique ou la diarrhée. Le rachitisme atteint ordinairement son entier développement entre le septième et le treizième mois. Il paraît géneralement trop tôt pour qu'on puisse en attribuer l'origine à la prolongation de l'allaitement, dont nous ne nions pas du reste l'influence sur les progrès du mal. La véritable étiologie est encore obscure ; cependant, la chimie organique moderne paraît la résoudre en partie : c'est probablement dans la qualité du lait et de la sécrétion stomacale qu'il faut la chercher.

L'hydropisie est fréquente, surtout comme conséquence des maladies chroniques de tout genre. Nous avons rencontré principalement les trois formes suivantes : aiguë, elle est la compagne des inflammations ou congestions vers le cerveau, les poumons et le cœur ; dans ce cas, il y a augmentation de l'albumine et de la fibrine. Quand elle est la suite des affections de la rate, du foie, des glandes lymphatiques ou des reins, il y a surabondance d'albumine. Dans la cachexie aqueuse générale, enfin, il y a diminution de l'hématoglobuline. Ce dernier état est ordinairement accompagné d'atrophie dans les organes glandulaires, et il peut se trouver réuni à la lienterie, quand il suit la dyssenterie chronique ; mais il est souvent primitif chez les Egyptiens et les Nègres, et alors il constitue la véritable chlorose. Un grand nombre d'individus affectés de palpitations de cœur, provenant de cet état, doivent être rangés dans cette catégorie. Les femmes indigènes sont rarement sujettes à la chlorose. Une teinte chlorotique est particulière à la nation juive, par suite du défaut d'air et de soleil.

L'éléphantiasis tient en même temps de la nature de l'érysipèle et de l'hydropisie. Nous considérons cette maladie, qui est endémique au Caire et dans toute l'Egypte, comme une inflammation locale des vaisseaux lymphatiques, dont la première période se caractérise par une fluxion érysipilateuse, et la seconde, par un épanchement albumineux dans et sous le tissu du derme, avec oblitération partielle des vaisseaux lymphatiques. C'est la répétition de ces mouvements fluxionnaires et le défaut d'absorption, qui font que les parties attaquées atteignent ce développement monstrueux. La matière déposée par épanchement est de l'albumine plus coagulée que dans le simple anasarque ; il existe des transitions entre ce dernier et l'éléphantiasis. Les parties affectées par l'éléphantiasis sont les extrémités inférieures dans la pluralité des cas ; les extrémités supérieures, le prépuce et le scrotum chez l'homme, les lèvres des parties génitales de la femme, la lèvre inférieure et la face. Un seul cas de cette dernière variété a été rencontré et opéré par l'auteur. Il est rare que les deux extrémités soient affectées en même temps ; dans la plupart des cas, c'est l'extrémité gauche. L'éléphantiasis du scrotum se trouve compliquée d'hydrocèle, d'hernie inguinale, d'atrophie et de phthisie du testicule. Cette dernière affection, dans laquelle le testicule se trouve transformé en une matière puriforme, paraît dépendre de la pression sur le cordon spermatique et du défaut d'innervation.

L'hydrocèle, qui forme la complication la plus fréquente, peut être le simple résultat de l'endosmose, abstraction faite du caractère hydropique de la maladie. Toutes les races sont exposées à contracter cette maladie : elle a pour causes principales le tempérament lymphatique et la grande prédisposition aux phlegmasies de ce système. On pourrait admettre aussi quelques rapports entre les affections vénériennes et la maladie en question ; car la plupart des individus affligés d'éléphantiasis ont été ou sont affectés de la syphilis.

Quant au scorbut, nous n'en avons trouvé au Caire que des traces très légères, qui n'ont aucune gravité et ne sont presque jamais mortelles. Le purpura se rencontre quelquefois chez les enfants, mais sans fièvre ; il ne s'en est présenté chez les adultes qu'un seul cas, compliqué de fièvre et d'hémorrhagie léthale. Il se développe de préférence à l'époque de la chaleur.

CHAPITRE NEUVIÈME.

PRODUITS ET TISSUS ACCIDENTELS.

Les tubercules sont bien plus fréquents en Egypte qu'on ne l'a cru jusqu'ici. S'ils n'ont pas la même prédominence que dans certaines capitales de l'Europe, ils n'épargnent cependant ni âge, ni sexe, ni race. Les idées fausses qui se sont répandues à cet égard, nous obligent d'entrer dans de plus grands détails sur cette matière : C'est une chose connue que la race nègre et les Abyssiniens, je dirai même les Arabes du désert et les habitants de la Haute-Egypte, sont très sujets, au Caire, à cette terrible maladie, qui fait des progrès assez rapides sur tous les individus de ces contrées. Les femmes esclaves y succombent ordinairement entre le troisième et le quatrième mois. Les poumons sont l'organe qu'elle attaque de préférence ; le foie et la rate en souffrent souvent en même temps, quelquefois aussi les membranes séreuses, plus rarement les reins et la membrane muqueuse des intestins. Si l'affection tuberculeuse est quelquefois générale, on trouve aussi parfois un organe seul attaqué de tubercules. L'engorgement, l'infiltration, le ramollissement et la suppuration tuberculeuse se joignent à la dégénération crétacée dans le système lymphatique comme dans les poumons. La carie d'une côte ou d'une vertèbre s'y réunit souvent avec es abcès qui s'ensuivent ; une psoïte secondaire même n'est pas rare dans ces cas. Les épanchements séreux et l'anasarque, avec la dyssenterie, forment la dernière scène du drame chez un petit nombre de Nègres. Les militaires Fellahs nous ont présenté, dans les théâtres anatomiques d'Abou-Zabel, de l'Esbekieh et de Kassa-el-Ain, absolument la même marche des phénomènes. Quoique la mortalité, parmi les tuberculeux, soit plus considérable en hiver, elle a lieu aussi en été. Dans les hivers de 1839 et de 1840, le tiers des cadavres, dans les hôpitaux militaires, provenait des sujets tuberculeux. Toutefois, les habitants aisés de la ville y sont bien moins sujets que les citoyens de Paris et de Londres. Bien qu'il se rencontre quelques cas exceptionnels de phthisie parmi les individus, surtout du sexe féminin, venus de contrées plus froides, généralement les Européens suspects de quelque affection tuberculeuse perdent entièrement cette disposition par un séjour prolongé dans le pays ; mais nous ne connaissons aucun cas où les malades venus du dehors se soient rétablis, quand la maladie est arrivée à la fin de la seconde période ou à la troisième. La race juive et la syrienne nous ont offert des cas assez nombreux de tuberculisation. Les aphtes et les ulcères du colon se combinent chez eux ordinairement à la fin de la maladie, comme chez les Européens. La marche aussi est plus lente que chez les Nègres : le mal s'arrête quelquefois pendant les chaleurs pour reparaître en hiver ; les premières attaques ont alors lieu au commencement de cette saison et se terminent vers le mois de mars ; mais nous avons vu aussi quelques individus succomber au mois de juin.

La bronchite n'est pas seulement le symptôme le plus fréquent qui paraît dès le début ; elle semble même, dans beaucoup de cas, précéder la formation des tubercules. Le mal vénérien ne nous a pas paru influencer particulièrement le développement de la phthisie. Une seule fois nous avons observé une suppuration extrêmement rapide dans les deux poumons, sur un individu dont les cautères au bras présentaient l'aspect vénérien. Quelques autres cas isolés de phthisie nous ont paru dépendre plutôt de l'hépatisation des poumons tournant en suppuration, que de la formation de véritables tubercules.

L'alliance des scrofules avec la phthisie est un fait constaté sur les Fellahs aussi bien que sur les Nègres. Jamais nous n'avons trouvé, dans la forme et le nombre des cavernes, la différence qui, selon quelques auteurs modernes, formerait un signe caractéristique tranché entre ces deux affections, quand elles conduisent à la consomption. La suppression de la teigne nous paraît avoir influé sur le développement des tubercules chez quelques enfants nés dans le Caucase. La forme des dépôts tuberculeux est la même qu'en Europe; on y trouve toutes les nuances, depuis la simple granulation jusqu'au noyau massif et à l'infiltration complète. Il en est de même des cavernes : les concrétions crétacées et même pierreuses ne sont rares ni dans les anciennes excavations de petit diamètre ni dans les glandes. Nous avons vu aussi des cas où la cicatrisation s'était établie sans laisser le moindre doute. Qu'il nous soit permis de citer un fait d'un autre genre assez remarquable : Le lobe moyen du poumon droit présenta une excavation égale à son diamètre, et garnie d'une double membrane dont la feuille externe était analogue au tissu muqueux; l'interne, aux membranes séreuses; le tissu pulmonaire environnant ne formait qu'une lame très mince, transformée en tissu fibreux; la cavité ne contenait qu'une quantité minime de sérosité; les fausses membranes se détachaient de la cavité avec une facilité étonnante et se déchiraient par la simple suspension, tout le reste des deux poumons était rempli de tubercules à l'état de crudité et suppuration. Le sujet observé était un militaire natif de la Basse-Egypte. Si nous considérons attentivement les données précédentes, nous verrons que les éléments étiologiques paraissent tirer leur origine des circonstances suivantes : Quoique nous ne niions pas l'influence d'un climat plus froid que le leur sur les races mentionnées au début du chapitre, nous ne pouvons nous empêcher d'observer que les esclaves nègres souffrent déjà au Sennaar, sous le dix-septième degré de latitude, et des scrofules et des tubercules, de même que les Abyssiniens dans leur patrie, que les Arabes Bédouins en sont attaqués dans leur pays toutes les fois qu'ils vont habiter les villes de la côte, de même que les Bédouins de la Nubie quand ils s'établissent sur les bords du Nil. Nous croyons que l'état de domesticité ou d'esclavage, ou le changement d'une vie libre et errante en une vie sédentaire et renfermée, est, avec les circonstances que cette transition amène, une des causes les plus puissantes de la production des tubercules, et c'est aussi ce qui rend les militaires plus disposés à cette maladie que les campagnards. Chez les Juifs, des causes analogues à celles qui produisent les scrofules peuvent être considérées comme actives dans l'étiologie du mal tuberculeux. Parmi les Syriens et les Européens, enfin, la maladie n'attaque, sous l'influence des causes communes, que les individus chez lesquels la prédisposition est extrême. Nous ne doutons pas que la poussière contenue dans l'air ne puisse concourir, mais très secondairement, à la production de la maladie tuberculeuse.

Le squirre se forme quelquefois dans les glandes lymphatiques, dans les testicules, dans les mamelles, dans la matrice et au rectum ; mais il est rare.

Le cancer de la peau se trouve chez quelques individus de race étrangère ; il attaque rarement le membre viril. Le fongus médullaire de la matrice se présenta une seule fois à notre observation, et le fongus hématodès se forme quelquefois dans la cavité des os. Des excroissances polypeuses ont été observées par nous dans les narines, les oreilles, à la matrice, dans la vessie, dans le conduit intestinal et surtout dans le rectum.

Des lipômes, des stéatômes, des athérômes et des tumeurs fibreuses se développent, dans un grand nombre d'individus, à la surface du corps. Les tumeurs fibreuses se rencontrent aussi sur les alvéoles dentaires et au voile du palais.

CHAPITRE DIXIÈME.

MALADIES FÉBRILES.

Outre le mouvement fébrile qui accompagne souvent le catarrhe et le rhumatisme, il y a, principalement dans la saison chaude, deux sortes de fièvres qu'on ne peut guère considérer comme dépendante de quelque affection inflammatoire, parce qu'elles ne présentent ni les symptômes d'une véritable phlegmasie pendant la vie, ni de pareilles lésions anatomiques après la mort; en outre, elles ne sont souvent que les avant-coureurs de quelque maladie typhoïde. C'est la fièvre gastrique et la fièvre bilieuse, que nous avons cru devoir conserver dans le cadre nosologique. La première, la gastro-encéphalite de Broussais, paraît ordinairement dans les chaleurs de l'été, où elle prend quelquefois le caractère d'une influence épidémique. De même que nous avons vu des maladies catarrhales ou rhumatismales régner au mois d'août par un abaissement subit de température, de même nous avons observé que les maladies conservaient le caractère gastrique dans l'hiver, et passaient ensuite au typhoïde.

De la simple turgescence à la véritable fièvre muqueuse des auteurs, de la diarrhée avec le caractère de la cholérine à la dyssenterie gangréneuse, les maladies portent alors l'empreinte de la constitution dominante. Les dyssenteries sont fréquentes, et les hépatites se compliquent facilement avec cet état d'irritation gastro-intestinale, qui sans être une véritable phlegmasie, en est souvent suivi, si un traitement ou un régime irritant a été employé au début. Outre les symptômes qui dénotent l'irritation gastro-intestinale, l'affection secondaire de l'encéphale est le symptôme le plus saillant pendant les premières périodes, et des évacuations désignées comme critiques s'observent vers la fin de cette maladie, qui ne forme souvent que la première époque de la fièvre typhoïde.

La fièvre bilieuse se déclare souvent dès le début de la chaleur, surtout lorsque celle-ci fait son apparition tout d'un coup; cependant, dans la pluralité des cas, c'est dans la seconde moitié de l'été. Elle est bien moins régulière dans sa marche que la précédente. Nous en avons observé trois formes bien distinctes, y compris la fièvre jaune: La première se distingue par un caractère franc, avec turgescence vers le haut dans les premiers jours, jusqu'au cinquième ou au septième; elle cesse alors tout-à-fait, ou devient rémittente avec des évacuations par le bas. Les exacerbations de la fièvre bilieuse n'ont pas lieu régulièrement vers le soir, comme celles de la fièvre gastrique; c'est aussi bien après midi, ou même vers le matin, qu'elle redouble; dans ces cas, la maladie peut aller jusqu'à vingt-deux jours. La seconde forme prend déjà le caractère du typhus, entre le troisième et le quatrième jour, avec apparition de la jaunisse et même des pétéchies. Elle est souvent léthale entre le septième et le onzième jour*. La troisième, enfin, se caractérise par les symptômes de la fièvre jaune, telle qu'on l'observe dans l'autre hémisphère. La première forme n'est guère léthale; dans la seconde, nous avons toujours constaté l'hypertrophie du foie et de la rate, avec ramollissement; dans la troisième, enfin, nous avons

* A Gedda, nous avons vu cette fièvre se terminer par la mort vers le cinquième jour. Il était quelquefois difficile de la distinguer de la véritable fièvre jaune.

trouvé des altérations analogues, avec des plaques gangréneuses dans l'estomac. Si la fièvre gastrique préfère l'organisation des individus à peau blanche, la première forme de la fièvre bilieuse attaque les individus de toutes les races, de même que la troisième, dont nous avons observé des cas isolés pendant le règne du typhus ; la seconde sévit de préférence contre les Nègres.

La fièvre intermittente n'a un siége permanent ni au Caire ni dans les environs ; son existence est liée aux oscillations du fleuve : quand la crue est considérable, comme en 1841, 1842 et 1843, elle règne sous la forme d'une épidémie générale ; quand le fleuve, au contraire, monte peu, elle se borne à certaines localités, que nous avons désignées dans les chapitres précédents. C'est toujours sous la forme quotidienne ou tierce qu'elle paraît. Dans la plupart des cas, c'est la première forme qu'elle revêt ; elle n'est nullement opiniâtre. Du reste, nous avons observé la fièvre intermittente quotidienne dans des circonstances où aucune influence externe ne pouvait expliquer son apparition ; dans ce cas, elle dépend de quelque embarras gastrique, et l'effet des remèdes évacuants justifie alors cette manière de voir. Si la fièvre intermittente est sous l'influence de la constitution dominante, elle imprime aussi son caractère à bien des maladies, qui se montrent non seulement sous la forme de névroses, mais aussi sous celle d'hémorrhagies. Il y a même des phlegmasies chroniques dans l'appareil génital de la femme, par exemple, qui, à l'époque de la menstruation par irradiation sur la moëlle épinière, rappellent toute la phénoménologie des accès de la fièvre intermittente, qui ne cède alors qu'à l'emploi de l'antipériodique. La fièvre quarte ne s'observe que sur des individus venus du dehors ; c'est à la première baisse des eaux, au mois d'octobre, que les épidémies de la fièvre intermittente se manifestent. Leur durée ne va pas ordinairement au-delà de décembre ; mais ces fièvres reparaissent, dans beaucoup de localités, avec les rayons de soleil de février ou de mars, pour cesser entièrement au mois d'avril. Quoique le Caire ne soit nullement une de ces villes où les influences semblent être très fortes et permanentes, bien des individus qui viennent de contrées éminemment infectées, par exemple, des côtes de la Syrie ou de la Mer Rouge, sont attaqués de la fièvre immédiatement après leur arrivée dans la capitale, à des époques où il n'y a aucune trace de ces maladies typiques parmi la population*. Nous avons même vu des personnes qui n'avaient jamais eu la fièvre intermittente en Syrie, en être attaquées aussitôt après leur arrivée dans la ville du Caire. Quoique les ressentiments qu'éprouvent, à des époques irrégulières, les hommes autrefois atteints de la fièvre intermittente, ne manquent pas de se manifester aussi au Caire, nous ne connaissons cependant aucun cas où ces fièvres et leurs conséquences résistent aux efforts de l'art. La fièvre intermittente n'épargne aucune race. Nous ne l'avons pas observée au Caire sur des enfants au-dessous de trois ans. Comme nous attribuons sa naissance, dans la plupart des cas, au développement d'un miásme, nous pensons qu'elle sert de transition aux maladies occasionnées par quelque agent qui attaque l'économie animale de la même manière que les poisons connus **.

* Parmi les maladies épidémiques, le choléra et la peste éclatent souvent chez des individus, après leur arrivée, dans des régions situées hors de toute influence On voit qu'il en est de même de la fièvre intermittente. Des individus qui ont quitté la patrie de la fièvre typhoïde, en sont saisis en Afrique. Des cas nombreux prouvent que les personnes qui n'ont jamais souffert de l'ophthalmie ni de la dyssenterie en Égypte, sont attaquées de l'une ou de l'autre, du moins sous la forme de diarrhée, après leur arrivée en Europe. Que faut-il penser de cet étrange phénomène?

** Nous ne pouvons nous empêcher ici de faire mention des théories de quelques écrivains célèbres qui voudraient donner pour loi l'exclusion des tubercules par la fièvre intermittente, et *vice-versâ*. Malgré le respect

CHAPITRE ONZIÈME.

—

MALADIES TOXIQUES.

La fièvre maligne ou pernicieuse est celle qui doit nous occuper d'abord, vu qu'elle est produite par les mêmes causes que la fièvre intermittente, dont elle ne diffère que par sa plus grande intensité, par son caractère insidieux et sa marche rapide et fatale. C'est l'empoisonnement porté au plus haut degré ; mais le spasme, la congestion, l'orgasme ou la réaction prédominent, selon la prédisposition particulière de l'individu. La fièvre maligne n'est pas fréquente au Caire; on en trouve des exemples pendant le règne des fièvres intermittentes. La grande épidémie pestilentielle de 1837

que nous professons pour le mérite des auteurs de cette opinion, nous croyons, d'après les expériences que nous avons faites, que cette prétendue loi ne doit être reçue qu'avec beaucoup de restrictions. Alexandrie et le Caire sont à peu près dans une position analogue sous ce rapport. La première de ces villes est plus riche en fièvres intermittentes et en tubercules; la seconde, qui offre moins de fièvres, ne compte pas non plus le même nombre de tuberculeux. On ne doit cependant pas négliger de dire que la plupart des phthisies du Caire tiennent aux scrofules. Les Nègres à Kartoum sont aussi sujets aux fièvres intermittentes et malignes qu'aux affections tuberculeuses. Il s'est même présenté à notre observation des individus qui ont eu la fièvre intermittente génuine et l'affection tuberculeuse.

fut précédée de fièvres malignes ; cependant, il faut observer que les intermittentes régnaient alors parmi les troupes syriennes. La fièvre maligne paraît rarement sans quelque complication grave ; le plus souvent, c'est avec des congestions violentes vers l'encéphale, ou même avec une sorte de méningite qu'elle se combine : rarement elle est entièrement algide. Prosper Alpin, selon quelques auteurs, désigna des affections semblables sous le nom de *dem-el-muia*. Nous préférons appliquer ce terme arabe aux cas de congestions graves, avec une prédominence de sang veineux, état qui se remarque chez des individus corpulents, surtout à l'époque ou la violence du jeu électrique produit des congestions pulmonaires, cérébrales et cordiaques. Ces congestions deviennent léthales dans le plus court espace de temps, sans qu'on puisse trouver un foyer sanguinolant dans les viscères, qui sont étranglés par un sang poisseux et fétide. Malheureusement, la chimie ne nous a pas fourni d'éclaircissements sur le changement que le sang subit alors par l'influence de l'électricité.

On se souvient trop bien du choléra qui ravagea l'Egypte pendant les mois de juin, juillet et août de l'année 1847, pour qu'il soit nécessaire d'en répéter ici les détails. L'épidémie fut violente : il mourut jusqu'à deux mille individus par jour dans la capitale. Dès lors, ce terrible fléau ne parut plus sous la forme épidémique ; mais il y en a des cas sporadiques presque chaque année à la même époque ou un peu plus tard ; nous en avons rencontré même au cœur de l'hiver. Ces cas isolés, quoique très intenses, ne sont pas mortels. L'état cholérique a fait plusieurs fois de grands ravages parmi les convalescents du typhus, entr'autres surtout dans les hôpitaux militaires, pendant le mois de septembre 1837. Quelques cas de peste même ont revêtu, dans leur dernière période, le caractère de la cyanose cholérique, pendant l'épidémie pestilentielle de 1841.

La cholérine n'est pas rare en été parmi les adultes ni parmi les enfants à la mamelle, surtout quand ceux-ci sont tombés dans le marasme. Nous avons vu périr, dans l'été de 1843, plusieurs enfants d'une complexion très robuste, qui présentaient les symptômes de la cholérine. Les convulsions les enlevaient ordinairement dans l'espace de quelques heures, au moment de la réaction vers l'encéphale.

Le typhus est aussi fréquent dans la capitale que dans les villages ; mais il règne rarement au Caire sous la forme épidémique générale. On en rencontre plus souvent des foyers particuliers dans les casernes et dans les fabriques. Certains régiments en ont considérablement souffert pendant les années 1836 et 1837. Alors, le typhus ne prend jamais le caractère de fièvre typhoïde ; il n'est que rarement pétéchial dans le sens de nos auteurs. Le décubitus y manque, mais il y a en revanche les parotides : ses ravages s'exercent sur le sang et s'y bornent ; des pétéchies internes sur les membranes séreuses, et des engorgements des glandes du mésantère, avec une marche très rapide et une mortalité immense, lui donnent un caractère qui le rapproche de la peste. Dans les cas fatals, le malade ne passe jamais la seconde semaine ; il succombe entre le septième et le onzième jour, dans la plupart des cas. Ce typhus se communique par infection, et il est, sous ce rapport, plus contagieux que la peste. Quelquefois il n'y a pas de lésion locale bien appréciable, si ce n'est des congestions dans les viscères, surtout dans le foie et la rate. Les indigènes et les Nègres sont particulièrement sujets au typhus. La véritable fièvre typhoïde est rare en comparaison parmi ces races ; elle n'attaque que quelques enfants ; mais les races blanches en souffrent surtout entre trois et quinze ans. La nation grecque nous paraît plus disposée au typhus et à la fièvre typhoïde que toute autre. Cette dernière maladie a été observée, avant la peste de 1841, plus fréquemment qu'à toute autre époque ; elle était alors souvent mortelle ; mais, après l'extinction de la peste, elle a pris un caractère beaucoup plus doux. Dans tous les cas où l'autopsie nous a été permise, nous avons constaté dans l'intestin grêle les mêmes ravages qu'on observe en Europe dans la pluralité des cas, à la suite de la fièvre typhoïde. Nous avons aussi observé que cette maladie se développe presque toujours sous l'influence de la constitution ou de la fièvre gastrique. Elle n'est pas contagieuse ; sa marche n'est jamais aussi rapide que celle du véritable typhus. Dans les cas fatals, elle peut bien se terminer entre le onzième et le dix-septième jour ; mais ordinairement elle cesse à la fin de la troisième semaine ou pendant la quatrième, avec des sueurs et des évacuations de matière fécale. La diarrhée s'observe rarement au Caire dans cette maladie. En hiver, le typhus est souvent compliqué de pneumonie chez les blancs comme chez les nègres ; alors les vieillards y succombent facilement. Le typhus étant, d'après nos observations, une maladie qu'on peut produire artificiellement, les causes qui concourent à sa formation sont les mêmes en Egypte que partout ailleurs. Nous croyons avoir observé souvent, dans les cas sporadiques, qu'un régime trop chaud, au début de la maladie, avait puissamment contribué à son développement.

La peste est, comme le typhus, ou sporadique ou épidémique. Il n'y a pas de mois de l'année où l'on n'ait observé quelques cas de peste. Cependant, la période de sa vigueur tombe entre les mois de mars et de mai ; la fureur de l'épidémie cesse en juin, sans que les cas isolés suivent la même loi. Une température moyenne de 17° R., favorise particulièrement son développement*. La chaleur de l'atmosphère, portée à 30° R., la détruit Des années entières se passent

* Si les épidémies pestilentielles du Nord paraissent réfuter cette opinion, nous devons faire remarquer que la chaleur artificielle y remplace la température atmosphérique.

sans qu'on rencontre aucun cas de peste, à moins que l'on ne veuille regarder comme tels les bubons qui se forment sans aucune cause, soit vénérienne, soit scrofuleuse, etc.

Les cas sporadiques de peste suivent les épidémies ordinairement pendant plusieurs années de suite. Ils peuvent atteindre le même degré de violence que la peste épidémique elle-même, et de petits foyers épidémiques se rencontrent çà et là. Jamais un cas de peste ne peut produire une épidémie générale, sans qu'il y ait toutes les causes prédisposantes internes ou externes. De là, nous concluons, comme un fait positif, que c'est la réunion de ces circonstances qui occasionne les épidémies, et qu'une matière vivante ou morte quelconque, ne peut nullement devenir le véhicule d'une prétendue contagion.

La peste est une maladie produite par un empoisonnement qui a pour résultat une sorte de mortification ou de gangrène dans le système sanguin et lymphatique. Elle peut donc, dans les cas les plus violents, se terminer sans fièvre en quelques heures ; mais, dans la pluralité des cas, il y a la fièvre de réaction avec l'apparition de dépôts semblables à ceux qui se forment dans les fièvres typhoïdes, dans les maladies charbonneuses, etc.

Le caractère de la fièvre pestilentielle varie selon les époques, les localités, les races et les individus ; il approche ou du typhus ou de la fièvre maligne. Toute autre distinction, à cet égard, est dépourvue de base. La nôtre explique toutes les variations que les épidémies ont présentées depuis les époques les plus reculées jusqu'à nos jours, depuis l'Inde jusqu'à Moscou ; elle rend aussi raison du succès des différents traitements. Les engorgements glandulaires benins ne sont pas le seul état qui présente une analogie avec la cholérine ; il y a aussi, pendant les épidémies de peste, un état général d'empoisonnement léger, dont nous avons observé les phénomènes. La prédominence du système lymphatique et veineux dispose éminemment à contracter cette maladie ; aussi les Nègres et les scrofuleux y sont-ils plus sujets que les autres. La grande difficulté des étrangers à supporter les influences du climat, nous explique leur extrême disposition à la peste, avant qu'ils soient acclimatés.

Les épidémies les plus remarquables qui aient visité la capitale dans ce siècle, sont celles des années 1800, 1806, 1813, 1814, 1824, 1835 et 1841. Elles ont toujours été accompagnées de crues extraordinaires du fleuve ou de pluies surabondantes. Nous croyons que la quantité d'eau infiltrée dans le terrain a une grande influence sur le développement de la peste. Dans le cas où il n'y avait ni crue du fleuve ni pluie extraordinaire, la diminution des eaux avait été ralentie, ce qui conduit au même résultat. Si la vapeur aqueuse et l'acide carbonique* jouent, comme nous le pensons, un grand rôle dans les fièvres intermittentes et malignes, de même que l'ammoniaque dans le typhus, ou si, dans le choléra, ce sont plutôt des changements universels dans les rapports électriques de l'atmosphère et de la terre, nous croyons aussi que les causes locales et terrestres sont mises en jeu pour la production de la peste, et que ces causes sont probablement miasmatiques.

* On a voulu profiter de quelques faits isolés qu'on observa dans l'Inde et ailleurs, pour réfuter la théorie de l'origine miasmatique des fièvres On substitua une cause magnétique au miasme, parce qu'on avait observé les fièvres dans des localités élevées, sur un sol composé d'argile ou de grès ferrugineux. Nous avons vu aussi le même phénomène sur les militaires de l'armée égyptienne en Arabie. La fièvre maligne, ainsi que le typhus, se déclarèrent parmi eux dans des montagnes d'une semblable constitution géologique. Mais n'oublions pas que ces troupes venaient d'être transportées des basses terres du Téhama sur les hauteurs, et que c'étaient les germes déjà acquis dans les premières localités qui se développèrent par suite de la translocation : preuve évidente qu'il est souvent bien difficile d'apprécier au juste les éléments étiologiques et qu'il faut y mettre beaucoup de circonspection.

La piqûre des scorpions et la morsure des galéodes et de l'araignée abou-chabate, ne sont pas léthales au Caire, comme celle du céraste et du scytale des pyramides. C'est un fait confirmé par nos propres observations, que le venin de ces reptiles a plus de force en été qu'en toute autre saison. Quelques auteurs, parmi les anciens et les modernes, ont eu raison de comparer l'effet de ce venin à l'agent pestifère. Nous avons observé des phénomènes réellement analogues à la symptomatologie pestilentielle, par suite de ces morsures. Elles sont accompagnées de la gangrène et de bubons à l'endroit lésé, et d'un état ataxique général comme on le remarque dans bien des cas véritables de peste.

CHAPITRE DOUZIÈME.

—

MALADIES DES YEUX.

Les maladies des yeux sont tellement répandues au Caire, et les notions qu'on a eues jusqu'à présent sur cette matière sont si imparfaites, que nous jugeons à propos de consacrer un chapitre particulier à ce sujet important. Nous commencerons par faire observer que toutes les maladies imaginables qui frappent l'organe de la vue en Europe et partout ailleurs, se trouvent dans la capitale de l'Egypte, à l'exception des affections cancéreuses. Toutes les ophthalmies désignées comme spécifiques* par les auteurs, y ont fixé leur siége. Ainsi, on voit régner tour-à-tour l'ophthalmie catarrhale, rhumatismale et érysipélateuse. Les différentes formes de l'ophthalmie scrofuleuse, syphilitique et goutteuse n'y sont pas rares; la variole et la rougeole y attaquent les yeux tout aussi qu'en Europe; la lèpre imprime son caractère particulier à l'ophthalmie. Le système nerveux s'affecte de

* Si quelqu'un trouvait encore aujourd'hui à redire à ce terme, il n'aurait qu'à le traduire dans son langage. Ce serait alors le catarrhe, le rhumatisme, la goutte, les scrofules, la syphilis, etc., dans l'œil.

même dans ses trois sphères, ce qui amène les différentes formes d'amaurose. La négligence des habitants dans les maladies des yeux est la cause principale des affections secondaires, et le nombre immense d'aveugles est une preuve que l'insouciance à cet égard est portée au plus haut degré; car, un traitement rationnel maîtrise bien plus aisément les ophthalmies que toute autre maladie, vu les progrès faits par la science dans la connaissance des affections d'un organe toujours accessible à l'inspection.

Passons maintenant à la considération des spécialités.

1. *Paupières.* Pour ne pas entrer dans trop de détails, nous ne ferons qu'une légère mention de l'érysipèle, du flegmon, du furoncle, et surtout de l'œdème des paupières, qui est extrêmement fréquent sous la forme aiguë. Tous les exanthèmes et toutes les ulcérations qui attaquent la peau, attaquent aussi les paupières, et parmi les tumeurs et les excroissances, les loupes et les polypes ne sont pas rares. On ne voit que rarement l'ankyloblépharon partiel, mais souvent l'ectropion et plus fréquemment encore l'entropion. Cette dernière affection provenant, dans la plupart des cas, de quelque ancienne maladie du bord palpébral, est ordinairement compliquée d'une fausse direction des cils (trichiasis), qui se rencontre sous la forme simple (distichiasis) sur un quart de la population du Caire, au point que les habitants la croient contagieuse. Quand elle est primitive, et que les poils sont lanugineux, leur surabondance dépend d'un état particulier de la peau; mais quand ce sont de véritables poils, nous n'en saurions trouver d'autre cause que l'excès de végétation qui se manifeste dans toute la nature égyptienne. Quoique n'épargnant entièrement aucune race, pas même celle des Nègres, elle est plus fréquente chez les Juifs et les Fellahs que parmi les autres nations.

2. La conjonctive et la cornée sont les parties de l'œil qui souffrent le plus en Égypte. Nous passons sous silence les

affections catarrhales *, rhumatismales et érysipélateuses, pour nous occuper de quelques formes d'ophtalmie qui sont propres au sol égyptien et à quelques autres contrées. C'est à tort qu'on a donné le nom particulier d'ophthalmie égyptienne à la blennorrhagie granuleuse. Elle est tout aussi endémique dans le golfe Persique, en Grèce, en Syrie, en Italie, en Hongrie, etc., qu'en Égypte, où elle n'attaque presque jamais la race indigène, tandis que les étrangers y sont sujets sans différence de couleur, les Syriens tout aussi bien que les Européens, les enfants nés dans le Caucase comme les Nègres. Pendant que l'ophthalmie n'est ordinairement qu'une simple inflammation catarrhale chez le Fellah, elle atteint dans les autres races l'intensité de la blennorrhagie maligne, et elle finit par la gangrène partielle ou totale de la cornée. Dans l'état chronique, elle se borne longtemps à la conjonctive palpébrale. Ce n'est que dans un état très avancé qu'elle produit le pannus. On le trouve fréquemment à son premier degré sur près des deux tiers des étrangers. Nous n'avons jamais vu sur d'autres sujets les horribles excroissances presque condylomateuses, telles qu'on les rencontre chez les enfants des Européens et des Circassiens. L'état granuleux de la conjonctive, et l'aspect particulier de la matière sécrétée, soit à l'œil nu ou sous le microscope, forment les caractères distinctifs de cette variété d'ophthalmie, qui correspond à la dyssenterie gangréneuse. Heureusement ces deux fléaux ne prennent pas souvent ce caractère d'intensité, et quand cela arrive, c'est plutôt chez les étrangers que chez les indigènes. Nous avons vu les épidémies les plus étendues qu'il soit possible de voir, lorsque près de 3,000 ophthalmiques étaient traités sans relâche dans deux hôpitaux; eh bien! il n'y avait pas

* L'ophthalmie catarrhale constitue la blennorrhée simple; la rhumatismale produit en peu de temps des ulcères à la cornée, et souvent jusqu'à la perforation; l'érysipélateuse n'est ni très fréquente ni très intense.

une vingtaine d'individus qui présentassent cette forme, et à la fin de l'épidémie, sur environ 20,000 malades qui avaient été traités, il s'en trouvait 19 seulement dont la cornée était marquée de taches ou de cicatrices. La blennorrhagie granuleuse aime à se compliquer avec les scrofuleuses, et alors le staphylôme de la cornée en est une conséquence fréquente. Entée sur le rhumatisme, elle produit le pannus avec des opacités et des ulcérations de la cornée. Ce n'est pas à l'époque du khamsin, mais dans la seconde moitié de l'été et vers l'hiver, ainsi avec la crue du fleuve, que les ophthalmies deviennent épidémiques. Elles suivent à cet égard la même loi que la dyssenterie, avec laquelle elles alternent chez beaucoup d'individus. Une longue résidence dans la prétendue partie de la blennorrhagie granuleuse ne nous laisse aucun doute que les idées sur la contagion et sur la naissance du mal, dans la vallée du Nil, ne soient également dépourvue de fondement. Nous avons souvent observé, il est vrai, que le simple catarrhe ophthalmique se trouve à la même époque chez beaucoup d'individus de la même famille ; nous avons vu la blennorrhagie attaquer plusieurs enfants habitant la même maison; on en rencontre, entr'autres, des cas nombreux à certaines époques parmi les enfants Circassiens et Turcs dans l'école de Khanka ; mais nous ne connaissons aucun cas authentique de véritable contagion par le contact immédiat de la matière sécrétée, et moins encore à distance. Nous n'ignorons pas que l'école de Vienne est d'un avis différent à cet égard, et qu'elle emploie même avec quelque succès la matière blennorrhagique pour guérir certaines altérations de la cornée, en excitant un travail inflammatoire qui conduit à la résolution; mais nous ne pouvons, malgré cela, modifier une opinion fondée sur une expérience très vaste et qui s'accorde avec celle de tous nos confrères d'Égypte. Que les matières morbides sécrétées par les membranes muqueuses malades, puissent devenir irritantes en les appliquant sur les saines, cela ne prouve pas une véritable contagion. En Égypte, il n'en existe pas pour les maladies de la conjonctive. Nous n'avons observé aucun cas de blennorrhagie syphilitique de l'œil, tandis que la blennorrhagie attaque les enfants à la mamelle, surtout ceux qui ont quelque disposition à devenir scrofuleux. Le ramollissement de la cornée s'ensuit quelquefois dans le court espace de quarante-huit heures, circonstance qui s'observe plus rarement chez les adultes. La blennorrhagie aiguë dure souvent quarante jours chez les enfants, et les granulations succèdent fréquemment à un état purement catarrhal. Les affections furonculaires de la conjonctive, celle du globe surtout, abondent pendant l'été sous le règne de la constitution gastrique. Le ptérygion ne se forme pas ordinairement aux angles; il préfère le centre de la paupière inférieure, et il acquiert alors une telle épaisseur qu'il en résulte souvent un véritable symblépharon. Nous ne pouvons quitter ce sujet sans faire mention d'une inflammation qui prend la forme du croup. Nous en avons rencontré quelques cas isolés parmi les troupes syriennes. Une sécrétion de forme membraneuse s'étend sur la face interne des deux paupières, sans qu'il y ait flegmon, comme cela se voit dans quelques cas pareils en Europe; ces membranes se détachent aussi facilement qu'elles se produisent. Nous n'avons pas rencontré de forme plus opiniâtre parmi les ophthalmies aiguës. L'opacité de la cornée a lieu au bout de trois semaines, lorsque le traitement antiphlogistique combiné avec les mercuriaux n'en opère pas la résolution

La cornée participe à presque toutes les phlogoses de l'œil, soit externes, soit internes; aussi, ses altérations sont-elles dans la plupart des cas la cause d'une cécité partielle ou complète. De la simple facette jusqu'à l'ulcère atonique et gangréneux, de la perforation presque invisible à l'œil nu jusqu'à la consomption complète de la cornée, de l'opacité à peine remarquable jusqu'aux horreurs du staphylôme complet, il y a toutes les nuances imaginables. Outre les blennorrhagies, c'est la variole, le rhumatisme et la goutte, les scrofules et les syphilides, ainsi que la lèpre qui y portent leurs ravages. On remarque souvent sur les hommes, de même que sur les chevaux, et sans aucune espèce de symptômes inflammatoires, de ces ulcères profonds et coniques, au fond blanchâtre, qui sont la conséquence d'une lésion profonde de la nutrition ou d'une affection de la cinquième paire. Le typhus, et même le choléra, en fournissent aussi quelquefois des exemples. Les épanchements puriformes entre les lamelles de la cornée et dans la chambre antérieure se remarquent souvent sans inflammation évidente. Ce genre d'hypopyon se rencontre sur les enfants scrofuleux, l'œil restant ouvert et sans la moindre douleur.

3. La sclérotique, qui est sujette aux affections rhumatismales et goutteuses de la même manière qu'en Europe, subit souvent la dégénérescence staphylomateuse. Cette affection se rencontre fréquemment sur des individus plus ou moins cachectiques et doués d'une constitution lymphatique, surtout quand ils ont souffert des maladies vénériennes. L'état primitif consiste dans une inflammation de la membrane vasculaire, qui force les fibres de la sclérotique à céder peu à peu ; ainsi, le staphylôme se forme quelquefois en moins de quarante jours. On en trouve souvent plusieurs sur un seul œil. Les plus volumineux occupent toujours le segment supérieur du globe ; nous n'en avons pas observé dans l'angle interne. Le glaucôme et le staphylôme de la cornée s'y joignent quelquefois.

4. L'irite idiopatique se trouve rarement isolée. Elle n'est, dans la plupart des cas, qu'un symptôme de l'inflammation interne générale du globe de l'œil. Nous avons observé cette phlogose interne, ayant le caractère saillant de l'irite, sur des corps de troupes entiers exposés à l'ardeur du soleil pendant les chaleurs de l'été. L'hypopion en était la consé-

quence la plus fréquente et la plus funeste. Plus souvent l'irite n'est que secondaire dans les affections vénériennes et goutteuses ; mais alors elle ne forme qu'une partie de la phénoménologie morbide. Il n'est pas rare de trouver au bord de l'iris des filaments qui produisent des adhérences à la surface postérieure de la capsule, ou qui enveloppent même entièrement la pupile d'un réseau impénétrable à la lumière ; mais nous n'avons jamais observé d'excroissances à la suite de l'irite syphilitique.

5. La choroïde est très sujette, dans les individus cachectiques, à des congestions habituelles et à des phlegmasies, comme nous l'avons déjà mentionné plus haut. Nous croyons qu'elle prend une part très active, non seulement à la formation du staphylôme de la sclérotique, mais aussi à la pathogénie du glaucôme simple et arthritique qui abondent au Caire.

6. Le système capsulo-lenticulaire est aussi fréquemment affecté que les autres parties internes du globe de l'œil. Ainsi, on trouve toutes les sortes de cataractes; malheureusement elles sont rarement simples : sur sept cataractés, il se trouve à peine un individu qui puisse être opéré. La complication la plus fréquente sont les adhérences à l'iris. La cataracte, surtout quand elle est compliquée, est le résultat des phlegmasies internes. Les Nubiens, les Bédouins et les Nègres paraissent être, à un certain âge, tout aussi sujets à la cataracte que les Egyptiens.

7. Parmi les cachexies il y a, outre les altérations déjà mentionnées, la staphyloma-pellucidum universel dans les individus affligés plus ou moins de cachexie aqueuse ; le partiel se trouve sur des individus de toute espèce.

8. Les affections du système nerveux, telles que l'amblyopie et l'amaurose, sont aussi très fréquentes. La première ne dépend pas ordinairement d'une affection des nerfs ; elle est, comme la myopie, commune chez les Fellahs, et dérive

de différentes altérations des humeurs et des membranes. L'amaurose est en général le résultat des affections du bas-ventre et du nerf sympathique ; elle dépend plus rarement de la paralysie de la rétine, et presque jamais des nerfs qui servent à la locomotion. Le strabisme est très fréquent et tire son origine, dans la plupart des cas, de quelque altération de la cornée.

9. Parmi les ophthalmies spécifiques nous ne citerons que la lépreuse ; les autres suivent une marche plus ou moins analogue à celle qu'on observe en Europe. L'ophthalmie lépreuse se caractérise par des boutons aux bords des paupières et sur les glandes de meibomius, comme sur toute l'étendue de la conjonctive. La cornée s'entoure souvent d'un cercle boursouflé et fauve comme dans la chémosis. Les boutons s'ulcèrent jusqu'à opérer la rupture du globe, laquelle est suivie d'atrophie. La matière des ulcères, jointe au mucus altéré des glandes méibomiennes, rend les yeux chassieux et fétides au dernier degré. L'iris même, en faisant hernie par la cornée ulcérée, présente des bourgeons.

10. Nous n'avons observé dans l'appareil lacrymal que l'inflammation du sac lacrymal et les engorgements et fistules qui en résultent. Ces dernières sont plus rares qu'on aurait peut-être lieu de le penser. L'oblitération totale ou partielle du point lacrymal se présenta quelquefois à notre observation.

Depuis nombre d'années des auteurs du plus haut mérite se sont occupés de l'étude des causes qui donnent lieu à la fréquence des ophthalmies en Egypte. Nous nous flattons que l'aperçu précédent, quelque rapide qu'il soit, pourra conduire du moins à la connaissance des causes accessoires. Des reflexions continuées pendant de longues années et appuyées sur une expérience assez vaste, nous permettent de résumer ainsi qu'il suit l'étiologie des ophthalmies du Caire.

A. Les exhalaisons ammoniacales du sol, surtout dans

l'intérieur des maisons peu aérées, sont une des causes principales et peut-être la plus puissante; aussi, le Caire présente-t-il, proportion gardée, un nombre plus considérable d'ophthalmies que les villages dont les habitants jouissent d'un air plus pur, du moins pendant le jour. Un état de mite habituelle afflige la plupart des habitants de la ville.

B. Une poussière âcre, par sa composition spécifique et dont il est impossible de se défendre, agit continuellement comme irritant, et nous croyons qu'elle peut agir même chimiquement, vu la puissance d'absorption dont la conjonctive est douée.

C. Une distribution très inégale de lumière dans les différentes rues, et même dans les appartements des maisons, doit avoir une influence funeste sur l'organe de la vue.

D. La différence de température d'une rue à l'autre, et celle de la nuit au jour, agissent indubitablement dans la plupart des cas comme cause provocante.

CONCLUSION.

Le Caire, n'ayant proprement que deux saisons, présente dans le cours de l'année deux constitutions différentes : La catarrhale et la gastrique des auteurs. La première est souvent précédée de la rhumatismale, qui aime à suivre la seconde et à se compliquer avec toutes les deux.

Le caractère des maladies devient rarement tout-à-fait inflammatoire, comme dans les hivers de 1837 et de 1843, alors les pneumonies et les pleurésies peuvent dominer un moment.

Les épidémies de grippe se développent sous le règne de la constitution catarrhale ; elle se caractérise par l'abondance des angines, des bronchites, des stomatites et des otites, avec des fluxions vers les glandes. La dyssenterie peut très bien y concourir sous la forme catarrhale.

Pendant le règne de la constitution gastrique, les phlogoses gastro-hépatiques et les irritations gastro-intestinales remplacent celles du trajet aérien ; alors, le typhus et la fièvre typhoïde se développent aisément, et la dyssenterie sévit à tous les degrés.

Les épidémies exanthématiques choisissent pour faire leur

apparition à peu près la même époque que la peste ; ainsi, la variole, la rougeole et la peste règnent depuis l'hiver jusqu'en juin ; le choléra paraît, au contraire, préférer la fin de l'été.

Ces phénomènes, qui se suivent avec une régularité surprenante, paraissent dépendre du concours de circonstances qui constitue les saisons.

De même que le khamsin semble influer particulièrement sur l'hématose, la chaleur imprime un caractère d'adynamie à toutes les maladies, et leur type dépend souvent des crues du fleuve.

Si les phlogoses des voies respiratoires présentent en général une durée plus courte et une résolution plus facile que dans nos pays, c'est le contraire pour les phlegmasies des viscères du bas-ventre.

Le Caire offre des caractères de presque tous les genres de maladies. Cette ville présente, en outre, un point de transition et d'affinité avec les côtes de la Méditerranée, l'intérieur de l'Afrique et les Indes, dans la fréquence relative et le caractère de ses maladies.

Quoique nous n'ayons pas trouvé de maladies particulières à une race d'hommes plutôt qu'à une autre, il est évident que le Nègre présente un cadre nosologique plus restreint ; que les maladies se modifient considérablement en lui, et qu'à cet égard il approche souvent plus de la brute que de l'homme civilisé.

TABLE.

PREMIÈRE SECTION. — PHÉNOMÉNOLOGIE GÉNÉRALE.

DEUXIÈME SECTION. — MALADIES.

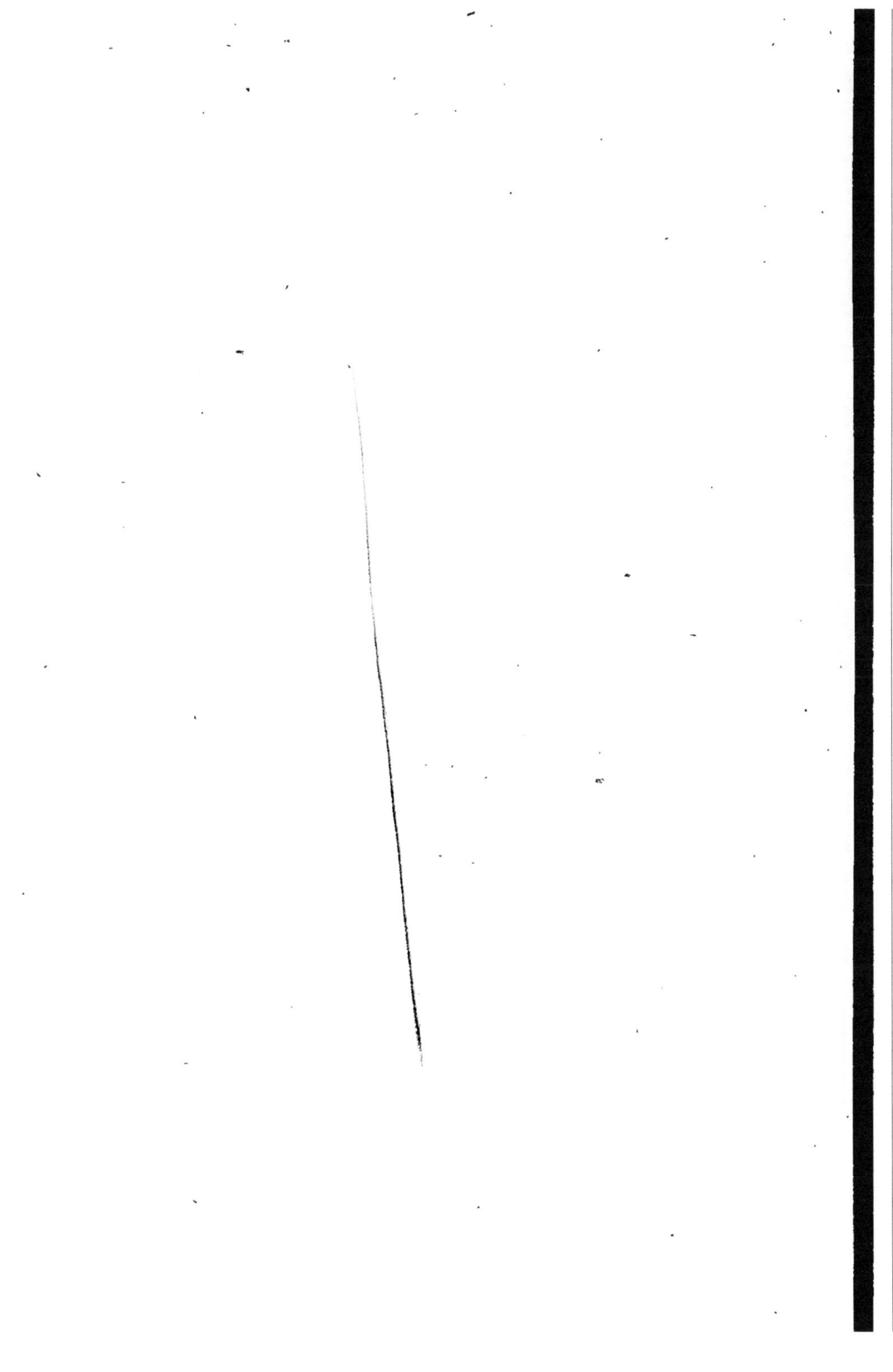

BIBLIOTHEQUE NATIONALE DE FRANCE
3 7531 00418753 1

www.ingramcontent.com/pod-product-compliance
Ingram Content Group UK Ltd.
Pitfield, Milton Keynes, MK11 3LW, UK
UKHW012042240726
13965UKWH00003B/983